全国中医药行业高等职业教育"十三五"规划教材

刺法与灸法

（供针灸推拿专业用）

主　编◎曹银香

U0307691

中国中医药出版社

·北　京·

图书在版编目（CIP）数据

刺法与灸法 / 曹银香主编 .—北京：中国中医药出版社，2018.5（2023.5重印）

全国中医药行业高等职业教育"十三五"规划教材

ISBN 978 – 7 – 5132 – 4899 – 0

Ⅰ.①刺…　Ⅱ.①曹…　Ⅲ.①刺法—高等职业教育—教材

②灸法—高等职业教育—教材　Ⅳ.① R245

中国版本图书馆 CIP 数据核字（2018）第 079886 号

中国中医药出版社出版

北京经济技术开发区科创十三街 31 号院二区 8 号楼

邮政编码　100176

传真　010-64405721

河北省武强县画业有限责任公司印刷

各地新华书店经销

开本 787×1092　1/16　印张 14.5　字数 299 千字

2018 年 5 月第 1 版　2023 年 5 月第 5 次印刷

书号　ISBN 978 – 7 – 5132 – 4899 – 0

定价　55.00 元

网址　www.cptcm.com

服 务 热 线　010-64405510

购 书 热 线　010-89535836

维 权 打 假　010-64405753

微信服务号　zgzyycbs

微商城网址　https://kdt.im/LIdUGr

官 方 微 博　http://e.weibo.com/cptcm

天猫旗舰店网址　https://zgzyycbs.tmall.com

如有印装质量问题请与本社出版部联系（010-64405510）

李伏君（千金药业有限公司技术副总经理）

李灿东（福建中医药大学校长）

李建民（黑龙江中医药大学佳木斯学院教授）

李景儒（黑龙江省计划生育科学研究院院长）

杨佳琦（杭州市拱墅区米市巷街道社区卫生服务中心主任）

吾布力·吐尔地（新疆维吾尔医学专科学校药学系主任）

吴　彬（广西中医药大学护理学院院长）

宋利华（连云港中医药高等职业技术学院教授）

迟江波（烟台渤海制药集团有限公司总裁）

张美林（成都中医药大学附属针灸学校党委书记）

张登山（邢台医学高等专科学校教授）

张震云（山西药科职业学院党委副书记、院长）

陈　燕（湖南中医药大学附属中西医结合医院院长）

陈玉奇（沈阳市中医药学校校长）

陈令轩（国家中医药管理局人事教育司综合协调处副主任科员）

周忠民（渭南职业技术学院教授）

胡志方（江西中医药高等专科学校校长）

徐家正（海口市中医药学校校长）

凌　娅（江苏康缘药业股份有限公司副董事长）

郭争鸣（湖南中医药高等专科学校校长）

郭桂明（北京中医医院药学部主任）

唐家奇（广东湛江中医学校教授）

曹世奎（长春中医药大学招生与就业处处长）

龚晋文（山西职工医学院 / 山西省中医学校党委副书记）

董维春（北京卫生职业学院党委书记）

谭　工（重庆三峡医药高等专科学校副校长）

潘年松（遵义医药高等专科学校副校长）

赵　剑（芜湖绿叶制药有限公司总经理）

梁小明（江西博雅生物制药股份有限公司常务副总经理）

龙　岩（德生堂医药集团董事长）

中医药职业教育是我国现代职业教育体系的重要组成部分，肩负着培养新时代中医药行业多样化人才、传承中医药技术技能、促进中医药服务健康中国建设的重要职责。为贯彻落实《国务院关于加快发展现代职业教育的决定》（国发〔2014〕19号）、《中医药健康服务发展规划（2015—2020年）》（国办发〔2015〕32号）和《中医药发展战略规划纲要（2016—2030年）》（国发〔2016〕15号）（简称《纲要》）等文件精神，尤其是实现《纲要》中"到2030年，基本形成一支由百名国医大师、万名中医名师、百万中医师、千万职业技能人员组成的中医药人才队伍"的发展目标，提升中医药职业教育对全民健康和地方经济的贡献度，提高职业技术院校学生的实际操作能力，实现职业教育与产业需求、岗位胜任能力严密对接，突出新时代中医药职业教育的特色，国家中医药管理局教材建设工作委员会办公室（以下简称"教材办"）、中国中医药出版社在国家中医药管理局领导下，在全国中医药职业教育教学指导委员会指导下，总结"全国中医药行业高等职业教育'十二五'规划教材"建设的经验，组织完成了"全国中医药行业高等职业教育'十三五'规划教材"建设工作。

中国中医药出版社是全国中医药行业规划教材唯一出版基地，为国家中医中西医结合执业（助理）医师资格考试大纲和细则、实践技能指导用书、全国中医药专业技术资格考试大纲和细则唯一授权出版单位，与国家中医药管理局中医师资格认证中心建立了良好的战略伙伴关系。

本套教材规划过程中，教材办认真听取了全国中医药职业教育教学指导委员会相关专家的意见，结合职业教育教学一线教师的反馈意见，加强顶层设计和组织管理，是全国唯一的中医药行业高等职业教育规划教材，于2016年启动了教材建设工作。通过广泛调研、全国范围遴选主编，又先后经过主编会议、编写会议、定稿会议等环节的质量管理和控制，在千余位编者的共同努力下，历时1年多时间，完成了83种规划教材的编写工作。

本套教材由50余所开展中医药高等职业教育院校的专家及相关医院、医药企业等单位联合编写，中国中医药出版社出版，供高等职业教育院校中医学、针灸推拿、中医骨伤、中药学、康复治疗技术、护理6个专业使用。

本套教材具有以下特点：

1. 以教学指导意见为纲领，贴近新时代实际

注重体现新时代中医药高等职业教育的特点，以教育部新的教学指导意

见为纲领，注重针对性、适用性以及实用性，贴近学生、贴近岗位、贴近社会，符合中医药高等职业教育教学实际。

2. 突出质量意识、精品意识，满足中医药人才培养的需求

注重强化质量意识、精品意识，从教材内容结构设计、知识点、规范化、标准化、编写技巧、语言文字等方面加以改革，具备"精品教材"特质，满足中医药事业发展对于技术技能型、应用型中医药人才的需求。

3. 以学生为中心，以促进就业为导向

坚持以学生为中心，强调以就业为导向、以能力为本位、以岗位需求为标准的原则，按照技术技能型、应用型中医药人才的培养目标进行编写，教材内容涵盖资格考试全部内容及所有考试要求的知识点，满足学生获得"双证书"及相关工作岗位需求，有利于促进学生就业。

4. 注重数字化融合创新，力求呈现形式多样化

努力按照融合教材编写的思路和要求，创新教材呈现形式，版式设计突出结构模块化，新颖、活泼，图文并茂，并注重配套多种数字化素材，以期在全国中医药行业院校教育平台"医开讲－医教在线"数字化平台上获取多种数字化教学资源，符合职业院校学生认知规律及特点，以利于增强学生的学习兴趣。

本套教材的建设，得到国家中医药管理局领导的指导与大力支持，凝聚了全国中医药行业职业教育工作者的集体智慧，体现了全国中医药行业齐心协力、求真务实的工作作风，代表了全国中医药行业为"十三五"期间中医药事业发展和人才培养所做的共同努力，谨此向有关单位和个人致以衷心的感谢！希望本套教材的出版，能够对全国中医药行业职业教育教学的发展和中医药人才的培养产生积极的推动作用。需要说明的是，尽管所有组织者与编写者竭尽心智，精益求精，本套教材仍有一定的提升空间，敬请各教学单位、教学人员及广大学生多提宝贵意见和建议，以便今后修订和提高。

国家中医药管理局教材建设工作委员会办公室
全国中医药职业教育教学指导委员会
2018 年 1 月

《刺法与灸法》作为"全国中医药行业高等职业教育'十三五'规划教材"之一，依托《中医药健康服务业发展规划（2015—2020年）》和《中医药发展战略规划纲要（2016—2030年）》，落实教育部中医药职业教育教学指导委员会《关于加快发展中医药现代职业教育的意见》和《中医药现代职业教育体系建设规划（2015—2020年）》精神，提升中医药职业教育对全民健康和地方经济的贡献度，提高高等职业技术院校学生的实际操作能力，实现高等职业教育与产业需求、岗位胜任能力严密对接。本教材在总结汲取前两版教材成功经验的基础上，在全国中医药职业教育教学指导委员会、国家中医药管理局教材建设工作委员会办公室统一规划、宏观指导下，由中国中医药出版社组织，全国中医药高等职业院校（12所）联合确立本课程的教学内容，供针灸推拿专业教学使用。

刺法与灸法是以各种针灸技术的操作方法、临床应用及作用原理为主要内容的针灸学科之一。在编写上，以坚持"基本理论与基本知识够用，基本操作过硬"，具有高职教材的"思想性、科学性、先进性、启发性、实用性"为原则，建设教、学、做为一体的教学模式，针对职业教育教学特点，教材编写体现现代职业教育教学的新理念，让学生通过课堂教学提高理论知识水平，通过实际操作提高动手能力，同时按照个性化发展的要求，适当加入一些现代临床应用较广泛而有效的新技术，如热敏灸等，刮痧作为独立模块出现在本教材，使教材更贴近于临床。

全书分为上篇、下篇、附篇。上篇刺法与灸法技术，主要论述刺法灸法的特点、发展，以及各种刺法灸法技术的基本知识、操作方法、临床应用等。下篇技能训练与考核，主要论述各种刺法灸法的训练目的要求、内容、时间，以及毫针刺法、灸法和拔罐法的考核项目与评分细则。附篇主要论述刺法灸法研究进展。

本教材由多所院校老师共同编写，分工如下：模块一由曹银香编写；模块二由曹银香、李倩、赵云龙、李丰编写；模块三、四由易志龙编写；模块五由陈文编写；模块六由景政编写；模块七由孟涛编写；模块八由史炜编写；模块九由赵丽娜编写；模块十由谢宜南、杜艳丽编写；模块十一由李芳编写。

为了教材插图更直观、更贴近临床应用，插图采用彩色实拍，只有部分图片不便拍照，保留了线条图。图片全部由景政副主编提供，在此深表感谢！

在编写过程中，虽经编委会多次开会讨论、邮件往来、互审完善，但由于水平有限，不足之处在所难免，恳请大家在使用过程中，发现问题，不吝赐教，以便进一步修订完善。

《刺法与灸法》编委会

2018 年 1 月

┃上篇　刺法与灸法技术┃

▮下篇　技能训练与考核▮

▍附篇▍

上篇　刺法与灸法技术

模块一

刺法与灸法概述

扫一扫，看课件

【学习目标】
1. 掌握刺法灸法的概念。
2. 了解刺法灸法的起源与发展。

考纲摘要

1. 概念要点：刺法、灸法。
2. 起源与发展要点：历代医家及著作。

项目一　刺法与灸法的概念

一、刺法与灸法的定义和特点

刺法，古称"砭刺"，是由砭石刺病发展而来，后又称"针法"，目前其含义已非常广泛，即指采用不同的针具，运用一定的手法，刺激人体的腧穴或特定部位，达到防治疾病目的的方法。灸法，古称"灸焫"，是指采用艾绒（或其他药物）等材料，烧灼或熏熨于人体的腧穴或特定部位，以防治疾病的方法。根据《素问•移精变气论》"毒药治其内，针石治其外"的划分，刺法与灸法均属外治法，都是通过刺激人体的一定部位，达到疏通经络、扶正祛邪、协调阴阳的作用。

刺法灸法是研究各种刺灸方法的基本知识、操作方法、临床运用及作用原理等内容的一门学科。它是针灸医学的重要组成部分，是针灸基础理论与临床治疗之间的桥梁课程，是针灸临床治疗疾病必须掌握的基本技能。针灸疗效的取得，除了正确地选取穴位外，熟练而正确的刺法灸法操作是关键的一环。

二、刺法与灸法的研究内容

刺法与灸法以毫针刺法、灸法、拔罐法、刮痧法、其他针具刺法（三棱针、皮肤针、皮内针、火针、芒针等）、不同部位刺法及特种刺激法等技术为主要内容，学习者应通过对本门课程的理论学习和技能训练，实现对每一种特定技术的正确实施。

项目二　刺法的发展简史

一、针具的发展

早在旧石器时代，我们的祖先就利用一些简单的、不加磨制的石块作为日常生活用具，当身体发生病痛时，很自然地会拍打、揉按以减轻或解除痛苦，在与病魔抗争的过程中，极有可能无意间发现锐利的小石片代替手指既省力效果又好，逐渐地这些小石块就被赋予了针具的功能；演进到新石器时代，人类使用打制石器，精细而较丰富，如石斧、石刀等工具，石制针具亦产生。远古时期的《山海经》曰："高氏之山，其上多玉，其下多箴石。"《素问·异法方宜论》曰："东方之域……其病皆为痈疡，其治宜砭石。"东汉的字书《说文解字》记载："砭，以石刺病也。"晋·郭璞注："可以为砥（砭）针，治痈肿者。"唐·王冰注："砭石，谓以石为针也。"所谓"砭石"是一种经过磨制而成的锥形或楔形的小石器，这是最原始的"针"。由此看来"砭石"起源于新石器时代，最初是用来划破痈肿、排脓、排血的工具，后来逐渐发展成为针刺治疗工具。

砭石之外，古代还有骨针、竹针、陶针的应用。大约在距今一万八千年的山顶洞人文化时期，我国古人已能制造和使用较精致的骨针。在距今六七千年前的新石器时代遗址中，发现有不少骨针，很有可能被用来作为针疗工具。从古代的"针"写成"箴"，从字形推断，极可能有过竹制针具存在。到了距今五六千年前的仰韶文化时期，黄河流域发展了彩陶文化，随之出现了陶针，或称瓷针。

到了殷商时期，随着冶金术的进步，中国古代文明进入了青铜器时代，青铜器广泛应用，产生了青铜针，但使用并不广泛。春秋时期，铁器的出现及冶炼术的提高，砭石才逐渐被九针取代。"九针"最早记载于《灵枢·九针十二原》，其中详细介绍了九针的形状、大小、治疗范围及操作方法。《灵枢·官针》云："九针之宜，各有所为，长短大小，各有所施。"说明9种不同形状的针具各有不同的用途。现将九针的形状（图1-1）和用途分述如下：

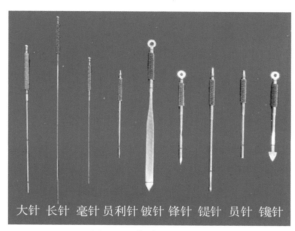

大针　长针　毫针　员利针　铍针　锋针　鍉针　员针　镵针

图1-1　仿古代九针图

1. 镵针

形状：长1.6寸，形似箭头，头大末锐，当末端一分处收小，形成尖端，后人称为"箭头针"。近人在此基础上发展为皮肤针。

用途：《灵枢·九针十二原》"主泄阳气"。浅刺皮肤而不深入，多用于泻血、点刺，治头痛、身热证等。

2. 员针

形状：长1.6寸，针身圆柱形，针头卵圆。后人称为"圆头针"。

用途：《灵枢·九针十二原》"揩摩分间，不得伤肌肉，以泻气分"。用以揩摩体表，治分肉间气滞，不伤肌肉。为按摩用具。

3. 鍉针

形状：长3.5寸，针头如黍粟，圆而微尖。近人称为"推针"。

用途：《灵枢·九针十二原》"主按脉勿陷，以致其气"。用以按压经脉腧穴，使气血疏通的工具，不能深入。

4. 锋针

形状：长1.6寸，针身圆柱形，针头锋利，呈三棱锥形。后人称为"三棱针"。

用途：《灵枢·九针十二原》"以发痼疾"。用以点刺泻血，治痈肿、热病等。

5. 铍针

形状：长4寸，宽2.5分，形如剑。后人称为"剑头针"。两边有刃，便于切开。

用途:《灵枢·九针十二原》"以取大脓"。用以割治痈脓症。为外科用具。

6. 员利针

形状：长 1.6 寸，末端尖锐，中部略膨大，针身反细小，圆而且利，使能深刺。

用途:《灵枢·九针十二原》"以取暴气"。治痈肿、痹证，用以深刺。

7. 毫针

形状：长 1.6 寸或 3.6 寸，针身细小如毫毛，不伤正气。为临床最常用的针具。

用途:《灵枢·九针十二原》"静以徐往，微以久留之而养，以取痛痹"。用以通调经络、调和阴阳，治寒热、痛痹等。

8. 长针

形状：长 7 寸，针身细长而锋利。后人称为"环跳针"，近人又发展为芒针。

用途:《灵枢·九针十二原》"可以取远痹"。深刺，治"深邪远痹"。

9. 大针

形状：长 4 寸，针身粗圆。后人用作火针。

用途:《灵枢·九针十二原》"以泻机关之水也"。泻水，治关节积液等。

从砭石到九针可以看出，针具的形成经过了漫长的岁月。1978 年在内蒙古自治区达拉特旗树林召公社，从一批古铜器中发现了一根青铜针，据考证是战国至西汉时期的器物，其形状与头道洼砭石非常相似，后被命名为"青铜砭针"。1968 年在河北满城县西汉刘胜墓中发掘出 4 根金针和 5 根银针，即为九针的一部分实物。金属针具的广泛应用，为针刺法的发展创造了有利的条件。现代冶金技术日益提高，由不锈钢制成的针具，针身坚韧且富弹性，不易生锈，优于其他金属，安全性高且价廉，已经广泛应用于临床。

二、刺法的发展

随着针具的不断变革，针刺的方法也不断发展。早期的医学著作《内经》总结了上古以来的针刺方法，其论述颇为精辟和全面。《灵枢·官针》提出根据病情选择针具，"病在皮肤无常处者，取以镵针于病所，肤白勿取；病在分肉间，取以员针于病所；病在经络痼痹者，取以锋针；病在脉，气少，当补之者，取以锃针于井荥分俞；病为大脓者，取以铍针；病痹气暴发者，取以员利针；病痹气痛而不去者，取以毫针；病在中者，取以长针；病水肿不能通关节者，取以大针；病在五脏固居者，取以锋针，泻于井荥分输，取以四时"。在刺法方面，提到了九刺、十二刺和五刺等。《灵枢·九针十二原》指出补泻是针刺的基本原则："凡用针者，虚则实之，满则泄之，宛陈则除之，邪胜则虚之。"在补泻手法方面，提到了徐疾补泻、呼吸补泻、捻转补泻、迎随补泻、提插补泻和开阖补泻等，为后世针刺手法奠定了基础。继而《难经》又有所阐发，《难经·七十一难》曰："刺阴者，先以左手摄按所针荥俞之处，气散乃内针。是谓刺营无伤卫，刺卫无伤营也。"强调了针刺时双手协作的重要性，对后世影响颇大。

晋、唐、宋时期，在针刺手法方面一直继承《内经》和《难经》之说。到了金元时期针刺手法才进入昌盛发展阶段，金·何若愚撰《流注指微赋》，提出"子午流注"按时取穴的时间针刺学说。金元著名针灸学家窦汉卿的《针经指南》创立了"针刺十四法"，即动、退、搓、进、盘、摇、弹、捻、循、扪、摄、按、爪、切，至今仍具有实用价值。明初陈会的《神应经》提出了"催气手法"，现临床仍广泛使用；徐凤的《金针赋》提出了一整套的复式补泻手法，对"烧山火"和"透天凉"也做了系统的论述；其后高武的《针灸聚英》、汪机的《针灸问对》记载的针刺手法，都是在《金针赋》的基础上有所发挥撰成；杨继洲的《针灸大成》又汇集了明代以前有关针刺手法的精华，提出"刺有大小"，有"大补、大泻""平补、平泻""下针十二法"和针刺"八法"。清代中叶以后，针灸医学渐趋衰落，针刺手法亦无进展。

新中国成立以后，针灸学术有了很大发展。针刺手法的研究也步入了一个新的历史时期，从文献考证到临床观察，从实验研究到规律性的探索，均做了大量的工作，取得了许多科研成果，对于规范手法操作，提高针刺临床疗效具有重要意义。

项目三　灸法的发展简史

一、灸法的起源

灸法，古称"灸焫"。"灸"字在《说文解字》中解释为"灼也，从火久声"，是灼体疗病之意。灸法的起源，与火的发现和使用关系密切。大约在 5 万年前，我们的祖先就懂得用火取暖和获得熟食，尤其是在掌握了人工取火的方法后，火的使用对人类的生活和繁衍有着非常重要的意义，同时为灸法的产生创造了必要的条件。灸法是随着火的应用而萌芽的。

人们在烤火取暖时，由于偶然被火灼伤而解除了某种病痛，从而得到了烧灼可以治病的启示，这就是灸法的起源。古人最早可能是采用树枝、柴草取火，通过熏、熨、灼、烫以消除病痛，以后才逐渐选用"艾"为主要灸料。艾，自然生长在山野之中，我国各地均有生长，因其气味芳香，性温易燃，且火力缓和，于是便取代一般的树枝燃料，成为灸法的最好材料。

二、灸法的发展

在现存文献记载中，《庄子·盗跖》最早提及"灸"字，如孔子劝说柳下跖："丘所谓无病而自灸也。"《孟子·离娄》也曾经记载："今人欲王者，犹七年之病，求三年之艾也。"由此可以推断，在春秋战国时代，灸法已颇为盛行。

1973年长沙马王堆汉墓出土的帛书中，记载了经脉灸法，是目前发现的《内经》以前最早的珍贵文献。《素问·异法方宜论》说："北方者，天地所闭藏之域也，其地高陵居，风寒冰冽，其民乐野处而乳食，脏寒生满病，其治宜灸焫，故灸焫者，亦从北方来。"说明灸法的产生与我国北方人民的生活习惯、生存条件和发病特点有着密切的关系。

在医疗实践中，历代医家均重视灸法的应用和总结，灸法的专著十分丰富。如魏晋时期的《曹氏灸方》，唐代的《骨蒸病灸方》，宋代的《黄帝明堂灸经》《灸膏肓俞穴法》《备急灸法》，元代的《痈疽神秘灸法》，清代的《太乙神针》《神灸经纶》等。虽然有的不是灸法专著，但对灸法是非常重视的，如晋·皇甫谧《针灸甲乙经》，唐·孙思邈《备急千金要方》都大力提倡针灸并用，唐·王焘《外台秘要》则弃针而言灸，宋·王执中《针灸资生经》、明·高武《针灸聚英》、明·杨继洲《针灸大成》、清·廖润鸿《针灸集成》无不注重灸法。

应用灸法治疗疾病，最初是用单纯的艾灸，并且多采用直接灸，且艾炷较大，壮数较多，灸疗时对患者造成较大的痛苦。现代灸法则有了长足发展，为了减轻患者接受灸疗时的痛苦，多采用小艾炷、少壮灸，并演化出多种灸法，如艾条灸、温灸器灸、温针灸、天灸、灯火灸等。同时根据病情不同，还常常采用间接灸法（又称隔物灸），所隔物品多为姜片、蒜片、食盐、豆豉饼、附子饼等。

复习思考

选择题（A1型题，每小题有A、B、C、D、E 5个备选答案，请从中选一个最佳答案）

1. 最原始的针具是（　　）

　　A. 骨针　　　　B. 金针　　　　C. 竹针　　　　D. 陶针　　　　E. 砭石

2. 弃针而言灸的医家是（　　）

　　A. 皇甫谧　　　B. 孙思邈　　　C. 王焘　　　　D. 杨继洲　　　E. 廖润鸿

3. 古时用来割治痈脓的针具是（　　）

　　A. 镵针　　　　B. 锃针　　　　C. 铍针　　　　D. 大针　　　　E. 锋针

4. 发展为现代皮肤针的古九针是（　　）

　　A. 镵针　　　　B. 锃针　　　　C. 铍针　　　　D. 大针　　　　E. 锋针

扫一扫，知答案

扫一扫，看课件

模 块 二
毫针刺法

【学习目标】

　　1.掌握毫针的选择；毫针进针、行针、留针及出针等操作的基本方法；得气的意义、表现，影响得气的因素和促使得气的方法；单式补泻手法的操作。

　　2.熟悉毫针的规格与结构；常用的针刺体位及消毒方法；候气、催气、守气的含义；针刺异常情况的预防与处理；头面、腰腹部慎针穴的操作方法；针刺的注意事项。

　　3.了解眼区、颈项部、胸背部慎针穴的操作方法；古代毫针刺法的论述及操作方法。

考纲摘要

1.针刺准备要点：消毒、体位。

2.进针方法要点：指切进针法、夹持进针法、舒张进针法、提捏进针法。

3.针刺角度和深度要点：角度、深度。

4.行针与得气要点：行针的基本手法、得气的概念及临床意义。

5.针刺补泻要点：捻转补泻、提插补泻、平补平泻。

6.针刺异常情况要点：晕针、滞针、血肿、断针、弯针、气胸、刺伤内脏、刺伤脑与脊髓。

7.针刺注意事项要点：特殊生理状态、妊娠妇女、小儿针刺时及颈项、眼区、胸胁腹背等部位的针刺注意事项、不宜针刺的疾病。

　　毫针刺法，是泛指毫针的持针法、进针法、行针法、补泻法、留针法、出针法等完整的针刺方法。毫针刺法是针刺疗法的主体，临床应用最广，几乎适用于全身所有穴位，因此是针灸医生必须掌握的基本方法和操作技能。

项目一 毫针的构造、规格、检查和保养

一、毫针的构造

毫针为古代"九针"之一，是临床应用最广泛的一种针具，因其针体细微，故也称"微针""小针"。目前制针材料以不锈钢为主，具有较高的强度、韧性，针体滑利挺直，耐高热，防锈蚀，不易被化学物质腐蚀，故被临床广泛采用。至于金、银、铜、铁等金属针目前则较少采用。毫针的构造共分5个部分（图2-1）：

针尖：针的尖端锋锐部分，又称针芒。此为刺入腧穴肌肤的关键部位。

针身：针尖与针柄之间的主体部分，又称针体。此为毫针的主体部分，是刺入腧穴内相应深度的部位，针的长短和粗细规格主要指此部分。

针根：针身与针柄连接的部分称为针根。此为观察针身刺入腧穴深度和提插幅度的外部标志，也是断针的多发部位。

针柄：由针根至针尾的部分，多用金属丝紧密缠绕呈螺旋形，便于医者手持着力，也是温针装置艾绒的部位。

针尾：针柄的末端部分称为针尾。

根据针柄和针尾的形状不同，又可分为圈柄针、花柄针、平柄针、管柄针等多种。
（图2-2）

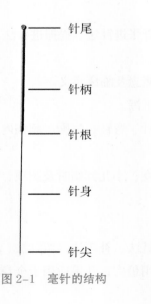

图2-1 毫针的结构

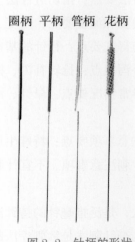

图2-2 针柄的形状

圈柄针即针柄用金属丝平绕而成，针尾缠绕成环形，又称环柄针；花柄针即针柄中间用两根金属丝交叉缠绕呈盘龙形，又称盘龙针；平柄针的针柄也用金属丝缠绕而成，但无针尾，一次性毫针多为平柄针；管柄针的针柄用金属薄片或塑料制成。后两种适合用于进针器或管针进针法。

二、毫针的规格

毫针的规格主要以针身的长短和粗细来区分，计量单位为毫米（mm），毫针长短、粗细规格见表 2-1、表 2-2。

表 2-1　毫针的长度规格

规格（寸）	0.5	1	1.5	2	2.5	3	3.5	4	4.5	5
针身长度（mm）	15	25	40	50	65	75	90	100	115	125

表 2-2　毫针的粗细规格

号数	26	27	28	29	30	31	32	33	31	35
直径（mm）	0.45	0.42	0.38	0.34	0.32	0.30	0.28	0.26	0.24	0.22

以上两表所列毫针的不同规格，在临床以 25～75mm（1～3 寸）长和直径 0.30～0.38mm（28～31 号）粗细的毫针最为常用。短针主要用于浅刺和耳针；长针多用于肌肉丰厚部位的腧穴，或透刺时应用；毫针的粗细与针刺强度有关，供辨证施治时选用。

三、毫针的检查

现在临床多使用一次性毫针，在使用前，首先必须检查其包装是否完整，消毒是否超期，不符合要求者严禁使用；其次，再对针具的外观进行检查，尤其是第一次使用某种新产品时，更应仔细。检查针具时应注意以下几点：

1.针尖端正不偏，尖中带圆，圆而不钝，形如松针，不宜过锐，无钩曲或卷毛。

2.针身宜光滑挺直，圆正匀称，坚韧而富有弹性。针身不宜有斑驳、锈痕及弯曲现象。

3.针柄以金属丝缠绕紧密牢固均匀为佳，针柄的长短、粗细要适中，便于持针、运针。

4.针根要牢固，不能有剥蚀或松动现象。

四、毫针的保养

除一次性毫针外，有时每人一套针具重复使用，用后必须将针身擦净，要注意保存，存针的器具有针盒、针管和藏针夹等，目的是为了防止针尖受损，针身弯曲或生锈、污染等。针具在煮沸消毒时，宜用纱布包裹结扎，以避免针尖与锅壁碰撞而引起卷毛钝折。如保存不善，不仅容易造成损坏，而且使用时会给患者增加痛苦，甚至发生不应有的医疗事故。

项目二　练针法

一、持针法

持针的方法一般以拇、食、中 3 指夹持针柄，无名指抵住针身，进针时帮助着力，防止针身弯曲，如执持毛笔状（图 2-3）。此外根据用指的多少，又可分为：

1. **拇食指持针法**　用刺手拇指、食指夹持针柄，进行针刺的方法。

2. **拇中指持针法**　用刺手拇指、中指夹持针柄，进行针刺的方法。

3. **拇食中指持针法**　用刺手拇指与食、中指夹持针柄，进行针刺的方法。

4. **持针身法**　用拇指、食指捏一棉球，裹住针身近针尖处，对准穴位，快速刺入腧穴的方法。

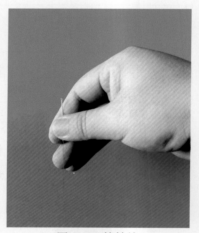

图 2-3　持针法

5. **两手持针法**　用刺手拇指、食指、中指夹持针柄，押手拇、食两指捏棉球裹住针身下段，双手配合用力将针刺入腧穴的方法。主要用于长针的操作。

二、指力训练法

毫针练习，主要是指力和手法的练习。指力，是指医者使持针之手的力达到针尖的技巧和力度。由于毫针针体细软，若无一定的指力，很难将针顺利刺入患者体内，强行刺入会引起患者疼痛，并影响治疗效果。手法是针刺治病的基本条件，因此指力和手法的熟练掌握，是从事针刺工作者的基本功。对于初学者来说，必须努力练习才能掌握。

（一）指力练习

主要是在纸垫上练习，一般称纸垫练针法。用松软的纸做成长约 8cm、宽约 5cm、厚

2～3cm纸垫，用线如"井"字形扎紧，软硬适度，最初可稍软，随着指力的增长，可逐渐增加纸垫的硬度。练习时，左手平持纸垫或将纸垫平放于桌面上，右手拇、食、中3指如持笔状，夹持25～40mm毫针的针柄，先使针尖垂直抵于纸垫上，然后持针之手拇指与食、中指前后捻动针柄，并渐加一定的压力或不捻动直接向下施加压力，待针刺透纸垫后另换一处，如此反复练习（图2-4）。纸垫练习主要是锻炼指力和捻转的基本手法。

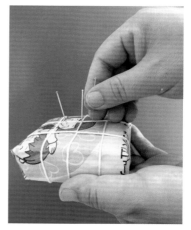

图2-4　纸垫练针法

（二）手法练习

主要是在棉团上练习，也称棉团练针法。用棉布包裹棉花做成棉团，再用线绳扎紧口，做成外紧内松，直径6～7cm的圆球，棉团松软可以做上下提插、左右捻转、进针、出针等各种毫针操作手法的练习（图2-5）。主要有以下几种：

1.速刺练针法　以一手拇食指爪切在纸垫或棉团上，持针之手执针，使针尖迅速刺入2～3mm，反复练习，以掌握进针速度，减少疼痛的一种方法。

2.捻转练针法　以右手拇、食、中指持针柄，刺入纸垫或棉团一定深度后，拇指与食、中指交替向前、向后在原处来回地捻转，要求捻转的角度、快慢均匀一致，一般每分钟捻转120次左右，才能达到运用灵活自如的程度。

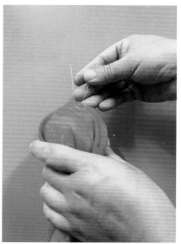

图2-5　棉团练针法

3.提插练针法　以右手拇、食、中指持针柄，刺入纸垫或棉团一定深度后，在原处做上提下插的动作。要求提插的深浅幅度适宜且一致，并保持针体与进针平面垂直且无偏斜。

以上3种方法经过一段时间的练习，达到一定程度后，可将它们综合起来练习，使之浑然一体，运用自如。

（三）人体练针法

在纸垫和棉团练针的基础上，掌握了一定的指力和针刺手法后，应在自己身体上选择一些穴位进行试针练习。自身试针练习，目的是为了能更好地掌握针刺的方法，并体验针刺后的各种针刺感觉，体会得气时的细微变化，针刺到不同组织时得气的感觉。要求能逐渐做到进针顺利无痛感或微痛，针身不弯，提插捻转自如，指力均匀，手法熟练。在学员之间也可以相互试针，待针刺技术达到一定的熟练水平之后，才能在患者身上进行实习操作。

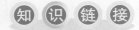

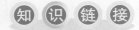

练臂运掌（彭静山）

练习针刺，首先要锻炼身体，只有自身强壮，才有饱满的精神，精神充足，气血畅通才能练好针刺。

练功方法：身体直立，两脚分开，与肩同宽，两腿用力，稳如柱石，不使身体动摇，共分3个动作：

1.臂与肩平，向前平举，两手屈于胸前，手心向下，手指端相接，然后由内向外画圆圈32次。

2.两臂向两侧平举，手心向下，由外向内画圆圈32次。

3.两臂伸直，手心向下，手指摆动，两手同时由左向右画圆圈16次，目视指尖，目随手转；由右向左，动作相同重复16次。

口诀：身如石柱，足与肩宽，屈伸旋平，意守丹田。

项目三　针刺前的准备

一、思想准备

在进行针刺治疗前，医、患双方都应做好充分的思想准备，然后才可以进行针刺。《针灸大成》曰："凡下针要病人神气定，气息匀，医者亦如此，切不可太忙。"医者要聚精会神，意守神气；病人也应神情安定，意守感传。正如《标幽赋》所载："凡刺者，使本神朝而后入；既刺也，使本神定而气随；神不朝而勿刺，神已定而可施。"

这就要求医者必须把针刺疗法的有关事宜告诉患者，使其对针刺治病能有一个全面的认识和了解，以便稳定情绪，消除不必要的心理紧张，这对于初诊者和精神紧张者尤为重要；对个别精神高度紧张、情绪波动不定、大惊、大恐、大悲之人，应当暂时避免针刺，以防神气散亡，造成不良后果；对身患疑难杂症、慢性痼疾或因情志、精神因素致病的患者，在针刺治疗期间，还应多做思想工作，鼓励患者树立并坚定战胜疾病的信心，积极配合治疗，加强各方面的功能锻炼，使患者充分认识机体的机能状态及精神因素对疾病的影响和作用，以促使疾病的好转和身体的早日康复。

二、体位的选择

患者的体位是否适当，对于正确取穴、针刺操作、手法实施、持久留针以及防止晕针、弯针、滞针、断针等都有很大影响，还关系治疗效果的好坏。尤其对于一些重症、体质虚弱和精神紧张的患者，体位的选择显得更为重要。如体位选择不当，可使医者取穴困难，不利于针刺操作；患者不能保持原有体位，不利于留针，或可引起弯针、滞针甚至于断针，给患者带来痛苦或发生意外事故。选择体位，应既便于医者正确取穴、针刺施术，又使患者感到舒适自然，并能较持久保持为原则。在针刺和留针过程中应嘱患者切不可移动体位。

临床常用的体位有以下几种：

（一）卧位

1. 仰卧位　适用于取头面、胸腹部和部分四肢的腧穴，如印堂、廉泉、膻中、中脘、天枢、足三里等穴。（图 2-6）

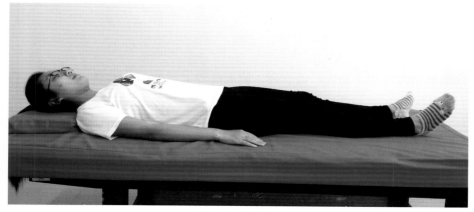

图 2-6　仰卧位

2. 侧卧位　适用于取身体侧面的腧穴，如侧头、侧胸、侧腹、上下肢部分等部位的腧穴，如头维、太阳、下关、秩边、风市、阳陵泉等穴。（图 2-7）

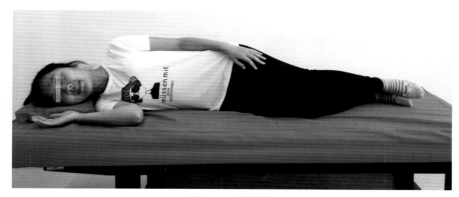

图 2-7　侧卧位

3.俯卧位　适用于头项、肩背、腰骶、下肢后面及上肢部分等部位的腧穴。如百会、风池、大椎、夹脊穴、承扶、委中、承山等穴。（图2-8）

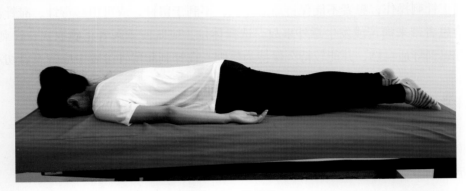

图2-8　俯卧位

（二）坐位

1.仰靠坐位　适用于前头、面、颈、胸上部和上肢的部分腧穴，如上星、印堂、廉泉。（图2-9）

2.俯伏坐位　适用于头顶、后头、项、肩、背部的腧穴，如百会、后顶、风府、大椎、天宗、背俞穴等穴。（图2-10）

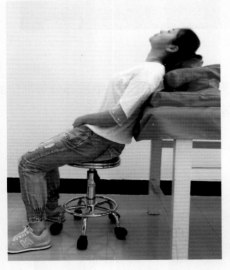

图2-9　仰靠坐位

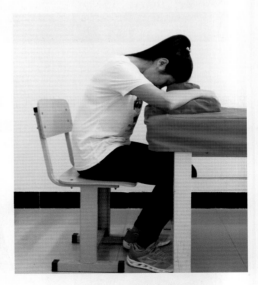

图2-10　俯伏坐位

3.侧伏坐位　适用于侧头、侧颈部的腧穴，如角孙、太阳、翳风、颊车、听会等穴。（图2-11）

在临床上除上述常用体位外，对某些腧穴则应根据腧穴的不同要求采取不同的体位选穴。同时也应注意根据处方所取腧穴的位置，尽可能用一种体位而能对针刺处方所列的所有腧穴进行针刺。若必须采用两种不同体位时，应根据患者体质、病情等具体情况灵活掌握。对初诊、精神紧张或年老、体弱、病重的患者，有条件时，应尽可能采取卧位进行针刺，以防患者感到疲劳或发生晕针等情况。

三、毫针的选择

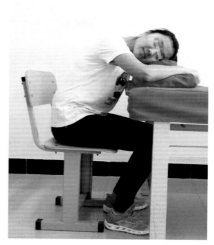

图 2-11　侧伏坐位

现在临床多选用不锈钢针具，在应用前应按有关要求仔细检查针具的质量和规格，这是提高疗效和防止意外事故的一个重要因素。除了注意选择针具的质量好坏外，还应根据患者的性别、年龄、体质强弱、体形胖瘦、针刺部位和病情虚实等因素，选择适宜的针具。一般而言，男性、体壮、形胖、病变部位较深的患者，可选用稍粗、略长的毫针；女性、体弱、形瘦、病变部位较浅者，则应选较短、较细的毫针。另外，皮薄肉少之处和针刺较浅的腧穴，选针则宜短而细的毫针；皮厚肉丰之处和针刺宜深的腧穴，宜选长而稍粗的毫针。临床上一般选择毫针应长于腧穴应刺的深度，进针后针身应有 0.5 ～ 1 寸露在皮肤外。

四、腧穴的揣定

腧穴定位准确与否直接关系针刺的治疗效果。定穴可根据处方选穴的要求，按照腧穴的定位方法，逐穴进行定取。为了求得定穴正确，针刺前可用手指在已定穴处按压、揣摸，以探求患者的感觉反应，找出具有指感的准确穴位。一般来说，酸胀感较明显处即为腧穴的所在之处。定准腧穴位置，还应用指甲在腧穴上切掐"十"字形指痕，作为进针的标志。

五、消毒

在进行针刺治疗前，必须进行严格消毒，包括针具及器械、医者手指、施术部位及治疗室内消毒等。

（一）针具及器械的消毒

如使用非一次性针具，在使用"84 消毒液"浸泡、清水清洗的基础上，可根据具体情况选择下列一种方法对其进行消毒，其中高压蒸汽消毒法最好。

1. 高压蒸汽消毒　将浸泡好的毫针等器具用纱布包扎，或装在针管、针盒里，放在密闭的高压消毒锅内，一般在 1.0 ～ 1.4kg / cm² 的压力、115 ～ 123℃的高温下，保持 30 分钟以上，即可达到消毒的目的。

2. 煮沸消毒　将毫针、应用器械等针刺用具用纱布包扎后，放置于清水锅中，进行加热煮沸，待水沸后再煮 15 ～ 20 分钟，也可达到消毒目的。此法简便易行，无须特殊设备，但易使锋利的金属器械之锋刃变钝。若在水中加入碳酸氢钠使之成为 2％的溶液，可提高沸点至 120℃高温，且能减低沸水对器械的腐蚀作用。

3. 药物消毒　将针具放在 75％的乙醇内浸泡 30 ～ 60 分钟，取出用消毒干棉球擦干后使用。直接与毫针接触的针盘、镊子、针管、针盒等，用戊二醛溶液浸泡 30 ～ 60 分钟，可达消毒的目的。对已消毒的毫针则必须放在消毒的针盘内，并加盖消毒巾。

传染病患者用过的针具，必须另行处理，严格消毒后再用或弃之不用。对于所有患者，必须做到一穴一针，以防交叉感染。针具的重复使用，虽然可以节约部分费用，但却存在交叉感染的可能性，因此目前临床多选用一次性针具取代重复消毒使用的针具。

（二）术者手指的消毒

在针刺前，术者的手必须先用肥皂水洗刷干净，待干后再用 75％的乙醇棉球或 0.5％的碘伏棉球擦拭，然后方可持针施术。施术时医者应尽量避免手指直接接触针体，如必须接触针体时，可用消毒干棉球作间隔物，以保持针身无菌。

（三）施术部位腧穴的消毒

在需要针刺的腧穴皮肤上用 75％的乙醇棉球或 0.5％的碘伏棉球擦拭即可。拭擦时应由腧穴部位的中心点向外绕圈擦拭。也可先用 2％的碘酊棉球拭擦，然后再用 75％的乙醇棉球涂擦脱碘，当腧穴部位消毒后，切忌接触污染物，以防重新污染。

（四）治疗室内的消毒

针灸治疗室也应定期消毒净化，保持空气流通，环境卫生洁净，对治疗床上的物品（床垫、床单、枕巾、毛毯等）要按时换洗晾晒，若采用一人一用的垫布、枕巾更好。

项目四　针刺方法

毫针操作方法包括进针法、针刺角度与方向及深度、得气与行针、毫针补泻、留针与出针等内容。具有很高的技术要求和严格的操作规程，术者必须熟练地掌握针刺从进针到出针这一系列的操作技术。

一、进针法

进针法是指将毫针刺入皮肤的操作方法。在进行针刺操作时，一般都以双手协同操作，紧密配合，《标幽赋》载"左手重而多按，欲令气散；右手轻而徐入，不痛之因"。临床一般用右手持针操作，即用拇、食、中3指夹持针柄（拇指指腹与食、中指指腹相对），其状如同持毛笔，故称右手为"刺手"；左手指爪切按压在所选刺腧穴的皮肤上或夹持针身，以辅助进针，故称左手为"押手"。

刺手的作用是掌握针具及施行手法操作。进针时运指力于针尖，使针能够迅速、顺利地刺入皮肤，行针时便于左右捻转、上下提插和弹刮搓震以及出针时的手法操作等。

押手的作用主要是固定腧穴所在的位置，夹持针身协助刺手进针，使针身有所依附并保持针身垂直，力达针尖，利于进针，减少刺痛，协助调节和控制针感。

具体的进针方法，临床上常用的有以下几种：

（一）单手进针法

只用刺手将针刺入穴位的方法叫单手进针法。术者用右手拇、食指夹持针柄，中指指端靠近穴位，指腹抵住针尖及针身下端，当拇、食指向下用力时，中指随之屈曲，将针迅速刺入皮肤，直到所需深度（图2-12）。此法多用于短针的进针。

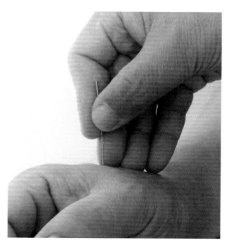

图2-12　单手进针法

（二）双手进针法

双手进针法是指左、右两手互相配合将针刺入穴位的方法，临床常用的有以下4种：

1.指切进针法　即以左手拇指或食指或中指的爪甲切按在腧穴旁，以右手持针，紧靠指甲边缘将针刺入腧穴（图2-13）。此法适用于短针的进针。

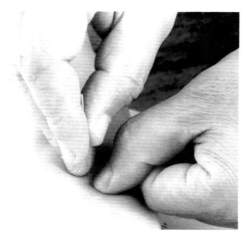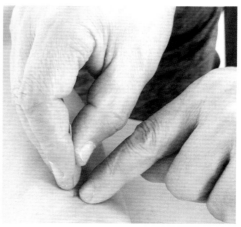

图2-13　指切进针法

2.夹持进针法　即以左手拇、食两指夹持消毒干棉球将针身下端夹住，露出针尖，并将针尖固定于针刺穴位的皮肤表面并使针身垂直，以右手持针柄，在右手指力下压的同时，左手拇、食两指也同时用力，这样两手协同将针刺入腧穴（图2-14）。此法适用于长针的进针。

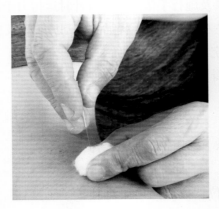

图2-14　夹持进针法

3．舒张进针法　即以左手拇、食两指或食、中两指将所选刺腧穴部位的皮肤向两侧撑开绷紧，右手持针，使针从左手拇、食两指或食、中两指的中间刺入（图2-15）。此法适用于皮肤松弛或有皱纹部位的腧穴进针，特别是腹部腧穴。

4．提捏进针法　即先以左手拇指和食指将针刺部位的皮肤捏起，以右手持针从左手捏起部位的上端刺入（图2-16）。此法适用于皮肉浅薄部位的腧穴进针。

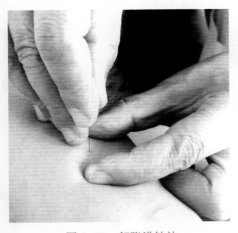
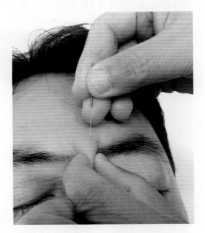

图2-15　舒张进针法　　　　　　　图2-16　提捏进针法

（三）管针进针法

即为了减少进针时的疼痛，可利用特制的针管（用不锈钢、玻璃或塑料等材料制成的针管）代替押手进针的一种方法。一般情况下针管比针短约 5mm，针管直径约为针柄的 2～3 倍，选平柄毫针装入针管之中，而后将针尖所在的一端置于穴位之上，左手扶持针管，右手食指或中指快速叩击针管上端露出的针柄尾端，使针尖迅速刺入腧穴（图2-17），退出针管，再将针刺入穴位，其后施行各种手法。现在有特制的进针器，进针方便无痛。

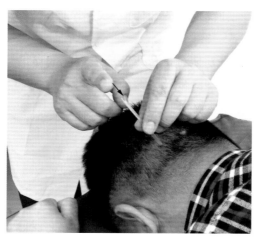

图 2-17　管针进针法

知 识 链 接

针刺"无痛"十要诀（王启才）

1. 消：打消患者怕痛的心理顾虑。

2. 选：选好针具和体位。

3. 准：准确取穴。

4. 干：下针前必待消毒乙醇挥发干，夹持进针或出针时必须用干棉球。

5. 散：利用一定的方式分散患者的注意力。

6. 避：进针时避开血管、肌腱、韧带、瘢痕和毛孔。

7. 押：押手巧妙配合。

8. 浅：进针浅，初次接受针刺治疗者或对针刺较敏感的人，尽量浅刺。

9. 轻：手法轻，"刺入轻巧有力，行针轻便柔和，出针轻快稳顺"。

10. 问：正确发问，如"有什么感觉？"而不是"痛不痛？"

二、进针的角度、方向和深度

在针刺操作过程中，掌握正确的针刺角度、方向、深度，是增强针感、提高疗效、防止意外事故发生的重要环节。取穴的正确性，不仅指其皮肤表面的位置，还必须与正确的针刺角度、方向和深度结合起来，才能充分发挥腧穴的治疗作用。在针刺同一腧穴时，如果方向、角度和深浅度不同，则针刺到达的组织部位也会不同，产生针感的强弱、感传方向及治疗效果就会有明显差异。针刺的熟练程度是与掌握针刺的角度、方向和深度密切相关的。临床上针刺的角度、方向和深度，主要根据施术部位、病情需要及患者的形体胖瘦、体质强弱、年龄大小、季节不同等具体情况灵活掌握。

（一）针刺角度

针刺角度是指进针时针身与所刺部位皮肤表面形成的夹角（图2-18），其角度大主要根据腧穴所在的部位和治疗要达到的目的而决定的。一般分为直刺、斜刺和平刺3种。

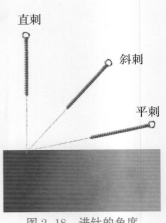

图 2-18　进针的角度

1. 直刺　即针身与皮肤表面呈90°角垂直刺入。适用于全身大多数的腧穴，尤其是肌肉较丰厚部位的腧穴，如四肢、腹部、腰部的穴位多采用直刺。

2. 斜刺　即针身与皮肤表面呈45°角左右倾斜刺入。主要适用于皮肉较浅薄或内有重要脏器而不宜深刺的部位，或为避开血管及瘢痕部位而采用的一种针刺方法，如胸背部的穴位多用斜刺。在施用某些行气、调气手法时，也常用斜刺法。

3. 平刺　又称横刺，或称沿皮刺，即针身与皮肤表面呈15°角左右沿皮刺入，主要适用于肌肉浅薄处的腧穴，如头部的穴位多用平刺。有时在施行透穴刺法时也用平刺。

（二）针刺方向

针刺方向是指进针时针尖要朝向某一方向或部位。针刺的方向往往依经脉循行的方向、腧穴所在的部位特点和治疗所要求达到的组织及治疗效果而定。

1. 依循行定方向　即根据针刺补泻的需要，为达到"迎随补泻"的目的，在针刺时结合经脉循行方向，或顺经而刺，或逆经而刺。一般情况下，补时针尖须与经脉循行的方向一致；泻时针尖须与经脉循行的方向相反。

2. 依腧穴定方向　即根据针刺腧穴所在部位的特点，针刺时为保证针刺的安全，某些穴位必须朝向某一特定的方向或部位。如针刺廉泉穴时，针尖应朝向舌根方向徐徐刺入；针刺哑门穴时，针尖应朝向下颌方向徐徐刺入；针刺背部某些腧穴时，针尖却要朝向脊柱方向刺入等。

3. 依病情定方向　即根据病情治疗的需要，为使针刺感应达到病变所在的部位，针刺时针尖应朝向病变所在部位，也就是说要达到"气至病所"的目的。如颊车穴在治疗面瘫时，针尖向口角横刺；治疗疟腮时，针尖向腮腺部斜刺；治疗牙痛时则需直刺。

（三）针刺深度

针刺深度是指针身刺入腧穴部位的深浅度。每个腧穴针刺的深度标准，在腧穴各论中已有详述，但其并不是固定不变的，在运用时还须根据患者的年龄、体质、病情、部位以及经脉循行的深浅、不同时令的变化等灵活掌握。

1. 年龄　对年老体弱和小儿娇嫩之体，则宜浅刺；中青年身强体壮者，则宜深刺。

2. 体质　一般体弱形瘦者宜浅刺；体强形胖者宜深刺。

3. 病情　凡表证、阳证、虚证、新病者，宜浅刺；而里证、阴证、实证、久病者，宜深刺。

4. 腧穴部位　头面、胸背等皮薄肉少部位的腧穴宜浅刺；四肢、臀、腹等肌肉丰满处的腧穴则宜深刺。

5. 时令季节　由于人体与四时时令季节息息相关，因而针刺必须因时而异；一般春夏宜浅刺，秋冬宜深刺。

针刺的角度、方向和深度之间，有着相辅相成的关系。一般来说，深刺多用直刺，浅刺多用斜刺或平刺。对颈项部（延髓部）、眼区、胸背部腧穴，因穴位所在部位内有重要脏器，故尤其要注意掌握好一定的针刺角度、方向与深度，以防发生医疗事故。

三、行针手法

行针是指将针刺入腧穴后，为了促使得气或调整针感的强弱及传导方向而采取的操作手法，又名"运针"。行针手法可分为基本手法和辅助手法两种。

（一）基本手法

1. 提插法　先将针刺入腧穴一定深度后，做下插上提的行针手法。将针从浅层刺向深层谓之插，由深层引退到浅层谓之提，如此反复地下插上提就构成了提插法（图2-19）。提插时指力要均匀一致，幅度不宜过大，频率不宜过快，一般每分钟60次左右，应保持针身垂直，不改变针刺的角度和方向。提插幅度大、频率快的，刺激量就大；提插幅度小、频率慢的，刺激量就小。提插幅度的大小、层次的有无、频率的快慢和操作时间的长短，应根据患者的体质、病情和腧穴的部位以及医者所要达到的目的而灵活运用。

2. 捻转法　将针刺入腧穴一定深度后，拇食指夹持针柄进行一前一后、左右交替旋转捻动的行针手法（图2-20）。捻转时指力要均匀，角度要适当，一般应在180°左右，不能朝一个方向捻针，以免肌纤维缠绕针身引起滞针。一般认为捻转角度大、频率快、时间长的刺激量就大；捻转角度小、频率慢、时间短的刺激量就小。捻转角度的大小、频率的快慢和时间的长短，应根据患者的体质、病情、腧穴的部位、针刺的目的灵活掌握。

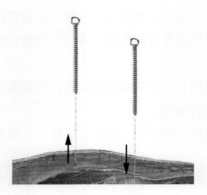

图 2-19　提插法

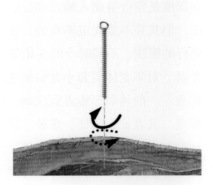

图 2-20　捻转法

以上两种基本行针手法，既可单独应用，也可相互配合运用，在临床上应视患者的具体情况灵活运用，以便发挥其应有的作用。需要注意的是，在肌肉浅薄处，不宜做提插法，可用捻转法代替。

（二）辅助手法

1. 循法　是医者用手指沿着经脉循行路径，在腧穴的上下部轻柔地循按或叩打的方法。《针灸大成》载："凡下针，若气不至，用指于所属部分经络之路，上下左右循之，使气血往来，上下均匀，针下自然气至沉紧。"说明此法能推动气血，激发经气，促使针后得气。若针刺不得气或得气不显著时，可用循法催气；如已得气，可激发经气循经感传；循法还可以减轻患者的紧张情绪，使肌肉松弛，经气通畅，缓解滞针。（图 2-21）

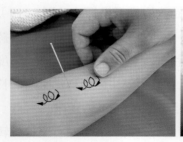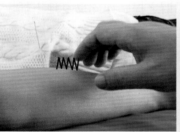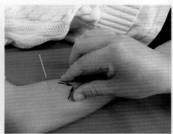

图 2-21　循法

2. 刮法　是指针刺入一定深度后，用指甲刮动针柄的方法。操作时以拇指抵住针尾，用食指、中指指甲由下而上刮动针柄；或以食指、中指抵住针尾，拇指指甲刮动针柄。操作时要手指灵活，用力均匀。通过刮针柄，使针体产生微微震颤，不得气时此法可激发经气，已得气者可增强针感，是一种行气、催气之法。此法眼区用之较多。（图 2-22）

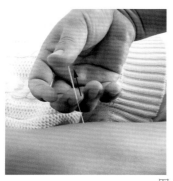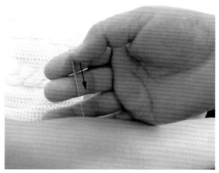

图 2-22　刮法

3. 弹法　是指将针刺入腧穴的一定深度后，用手指轻弹针柄或针尾，使针体微微振动的方法。《针灸问对》曰："如气不行，将针轻轻弹之，使气速行。"操作时注意用力不可过猛，弹的频率也不可过快，避免引起弯针。此法有激发经气，催气速行的作用。（图 2-23）

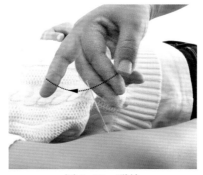

图 2-23　弹法

4. 摇法　是将针刺入腧穴一定深度后，一手持针柄将针轻轻摇动的方法。如直立针身而摇可使得气感应加强；如卧倒针身而摇，可使针感向一定方向传导。（图 2-24）

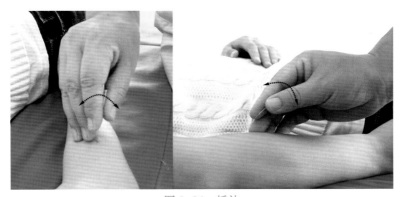

图 2-24　摇法

5.飞法　是将针刺入腧穴一定深度后，用右手拇、食两指执持针柄，细细捻搓数次，然后张开两指，一搓一放，反复数次，状如飞鸟展翅的催气方法。《医学入门》曰："以大指次指捻针，连搓三下，如手颤之状，谓之飞。"此法用于行气、催气，可增强针感。（图2-25）

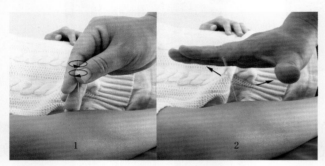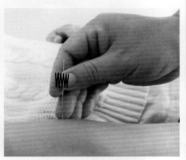

图2-25　飞法　　　　　　　　　　图2-26　震颤法

6.震颤法　是将针刺入腧穴一定深度后，以右手持针柄，做小幅度、快频率的提插捻转动作，使针身产生轻微震颤的方法。使用此法时一般针刺深度不变。若是较大幅度的连续提插，则称为"捣"。捣时针尖方向、深浅要相同。此法主要用以增强针感。（图2-26）

刮法、弹法可用于不宜施行大角度捻转的腧穴；飞法可用于肌肉丰厚处的腧穴；摇法、震颤法可用于较为浅表部位的腧穴。

四、针刺得气

针刺之所以能治病，是因其具有"调气"作用。历代医家都十分重视"气"的得失变化，并做了精辟的论述，如《灵枢·刺节真邪》记述了"用针之类，在于调气"；《针灸大成》载有"宁失其时，勿失其气"。可见"气"在针刺治疗中的重要意义。

1.得气的概念　得气是指将针刺入腧穴后所产生的经气感应，又称"针感"。当经气感应产生时，患者的针刺部位会出现酸痛、憋胀、重麻等自觉反应，有时还出现凉、热、蚁行、抽搐、流水等感觉，而且这种感觉或向着一定的方向和部位扩散及传导；医者手下会有沉紧、滞涩或针体颤动等感觉。若无经气感应即不得气时，患者在针刺部位无特殊感觉和反应，医者则感手下空虚无物。正如《标幽赋》中所言："轻滑慢而未来，沉涩紧而已至……气之至也，如鱼吞钩饵之浮沉；气未至也，如闲处幽堂之深邃。"

2.得气的意义　得气与否及气至的快慢，直接关系到针刺的疗效，并可借此判断疾病的预后。正如《灵枢·九针十二原》曰："为刺之要，气至而有效，效之信，若风之吹云，明乎若见苍天，刺之道毕矣。"充分说明得气的重要意义。一般来说，临床上得气较速者，疗效较好；得气较慢时，疗效则较差，甚至没有疗效，正如《标幽赋》所说"气速至而速效,气迟至而不治"。一般气血充足、经气旺盛之人得气迅速;气血虚弱、经气不足之人得气迟缓。有些病初诊时得气较迟或不得气,经过针、灸等方法治疗后,逐渐出现得气较速或有气至现象。这说明机体正气逐渐恢复,疾病向愈。若经反复施用各种手法后,仍不得气者,多属正气衰弱,预后不良。

得气还是施行针刺补泻手法和行气法的前提与基础。不得气,即使行多种补泻手法也难以达到治疗目的,"气至病所"更难实现。所以得气与否是取得针刺疗效的关键所在。

3. 影响得气的因素 临床上影响得气的因素很多,主要取决于 3 个方面:一是与医者取穴是否准确,针刺的方向、角度和深度是否恰当,施术手法是否正确等有关;二是与患者的精神状态、体质强弱及机体的阴阳盛衰等情况密切相关;三是环境因素,如气候、温度等,甚至光线、湿度、海拔高度、电磁、气味、音响等都会对针刺得气产生一定的影响。

五、候气、守气、催气、行气

(一) 候气

候气是促使得气的方法之一,即将针留置于所刺腧穴之内,等候气至。《素问·离合真邪论》曰:"静以久留,以气至为故,如待贵宾,不知日暮。"也就是说,不得气时,要耐心地候气,以气至为度。候气时,可以安静地等待较长时间,期间亦可间歇地运针,施以提插、捻转等手法,直待气至。

(二) 催气

催气是指通过各种手法,催促经气速至的方法。针刺后若不得气,可以进行提插、捻转或刮、弹、摇、飞、震颤等行针手法,或沿着经脉线路循按,或改变针刺方向,或改变针刺深浅度,有目的地反复进退搜索,以激发经气,促使气至。

(三) 守气

守气,是指在使用候气、催气之法使针下得气后,患者有舒适的感觉时,医者需采取守气方法,守住针下经气,以保持感应持久。《素问·宝命全形论》指出:"经气已至,慎守勿失。"《灵枢·小针解》也说:"上守机者,知守气也……针以得气,密意守气勿失也。"只有守住针下之气,才能在此基础上施以不同手法,使针刺对机体持续发挥作用。常用的守气方法有:

1. 推弩法 得气后医者用拇、食指捻住针柄,使针身弯曲成弓弩状,将针尖顶住有感应的部位;或用拇指向前或向后捻住针柄,不使针尖脱离经气感应处,持续 1 ~ 3 分钟。

2. 搬垫法 即在针下得气后,患者有舒适感觉时,医者刺手将针柄搬向一方,用手指垫在针体与被针穴位之间,顶住有感觉的部位。如用拇指搬针,即用食指垫针。反之,用食指搬针,即用拇指垫针,以加大经气感应。如配合补泻者,用于补法时,针尖要往里按着,搬垫的角度要小;用于泻法时,针尖要往外提着,搬垫角度要大。

（四）行气

行气，是指在针下得气基础上，医者运用特定的手法，促使针刺感应向患部传导或扩散，称为行气。行气的目的在于，为了进一步激发经气，推动经气运行，使之"气至病所"。《针灸大成·经络迎随设为问答》指出："有病道远者，必先使气直到病所。"说明针刺得气后要行气，使气至病所，气至才有效。行气法常用的有以下几种：

1.循摄法　《金针赋》云："循而摄之，行气之法。"施术时，用食、中、无名指平按在所针穴位的经络道路上，顺着经脉循行的方向，上下往来轻柔循摄，以使气行加速，气至病所。临床常用于经气不足，气行缓慢的病例。

2.逼针法　得气后如气不行或气行不远，可将针尖于得气之处压住不动，欲使经气向上行时，针尖略朝向上方；欲使气向下行时，针尖略朝向下方。医者施术时，要精神集中，意气于针，停留片刻以逼使经气运行，可配合呼吸补泻。《席弘赋》曰："逼针泻气便须吸，若补随呼气自调。"

3.推气法　得气后，若气不行或行不远时，可用拇、食指将针由得气处轻轻提起，使针尖朝向意欲行气的方向，拇指向前均匀徐缓而有力地推捻针柄，当针尾至指腹后横纹时，即轻轻退回，然后再接着依法推动。如此反复施术，直至针下之气到达病所。此即《金针赋》中"动而进之，推气之法"与《针经指南》中"推之则行"的行气手法。

4.按截法　针刺得气后，押手按压针刺腧穴的上方，刺手握住针柄施以捻转、提插等手法，可使经气下行；反之，按压针刺腧穴的下方，可使经气上行。《金针赋》说："按之在前，使气在后；按之在后，使气在前。"应用此法，必须掌握好针刺方向。如在病所下方取穴针刺时，针尖应斜向上；在病所上方取穴针刺时，针尖应斜向下。要充分运用押手的按截，才能达到行气的目的。

六、治神与守神

神，泛指整个人体生命活动的表现，是人的精神意识、思维活动以及脏腑、气血、津液活动的外在表现的高度概括。《灵枢·本神》说："凡刺之法，必先本于神。"明确指出针刺必须以神为根本，强调神在针刺治疗中的重要作用。近代《金针梅花诗钞》说："用针者人也。医者之精神治，则造化通，料事明，决断果。使之临危则不乱，卒遇大恐而不能惊。病者之精神治，则思虑蠲，气血充，使之信针不疑，信医不惑则取效必宏，事半而功倍也。"足见古今医家都重视针刺治疗的治神与守神。

（一）治神

治神，一是在针灸施治前后注重调治患者的精神状态；二是要求医者在针刺过程中，必须全神贯注，聚精会神，不可分心。《素问·宝命全形论》说："凡刺之真，必先治神。"《灵枢·官能》也说："用针之要，无忘其神……语徐而安静，手巧而心审谛者，可使行针艾."《针灸大成》指出："凡下针，要患者神气定、气息匀，医者亦如此，切不可太忙。"都是强调治神的具体要求，也就是说医生在针刺前，必须把针灸疗法的有关事宜告诉患者，使之对针灸治病有一个正确的认识，以便消除紧张情绪；同时医生也要调整自身的精神意念活动，必须精神集中，态度端正，才能精神内守，不为外界环境所扰。医患配合才能取得较好疗效。

（二）守神

在治神的基础上，进一步要守神。守神也包括医患两个方面，一是医生要专心体察针下是否得气以及得气的强弱快慢，注意患者神情的变化和反应，并及时施以补泻手法；二是要求患者心定神凝，把思想集中在针感上，意守病所，使经气畅达，促使气至。古代医家非常注意守神，《灵枢·九针十二原》提出"粗守形，上守神""粗守关，上守机"，明确指出粗工与上工的区别，在于是否能够根据患者的气血盛衰、邪正的虚实，施以不同的补泻针刺手法，以及洞察气机的变化，掌握针刺时机。正如《素问·宝命全形论》所说："经气已至，慎守勿失……如临深渊，手如握虎，神无营于众物。"

治神与守神贯穿于针刺治疗的整个过程，只有专心致志，聚精会神，才能刺穴准确，进针顺利，手法对证，得气明显，运针自如。

七、留针与出针

（一）留针

留针是将针刺入腧穴施术后，使针留置于穴内。留针的目的是为了加强针刺的作用和便于继续行针施术，对针感较差的患者，留针还有候气的作用。针刺得气后是否留针及留针时间的长短，应视患者的体质、病情、腧穴位置等情况而定。一般病证可留针 20 ～ 30分钟，而一些慢性、顽固性、疼痛性、痉挛性的特殊病证，可适当延长留针时间，有时甚至可达数小时。对老人、小儿及昏厥、休克、虚脱患者一般不留针。留针方法主要有以下两种：

1. 静留针　当针刺入穴位后，要安静地留置一些时间，以待气至的方法。《素问·离合真邪论》曰"静以久留"。本法多用于对针感耐受性较差的慢性、虚弱性患者。另外寒证患者也多留针，"寒则留之"。

2. 动留针　将针刺入腧穴行针得气后留针，在留针过程中施用行针手法。《针灸大成》曰"病滞则久留针"。通过动留针可增强针感，达到补虚泻实的目的。此外，对针后经气不至者，可边行针催气，边留针候气，直待气至。

医者对留针必须重视，首先要排除不适于留针的患者，如不能合作的儿童、惧针者、初诊者、体质过弱者；其次要排除不宜留针的部位，如喉部等；还有不宜留针的病情，如尿频、尿急、咳喘、腹泻等。对需要留针，可以留针者，在留针期间应时刻注意患者的面色和表情，防止晕针等意外发生。

（二）出针

出针是指行针施术完毕后或留针达到预定针刺目的和针刺效果后，将针起出的操作方法，又称起针、退针。即先以左手拇、食指持消毒干棉球按压在针刺腧穴周围皮肤，右手持针小频率和小幅度地捻转，再将针顺势缓慢提至皮下，静待片刻后迅速将针起出。起针时其动作应轻柔，顺势提出，不能妄用蛮力，以防意外发生；出针时根据补泻手法的需要，分别采用"疾出"或"徐出""疾按针孔"或"摇大针孔"的方法出针。出针后，除特殊需要外，一般都要用消毒干棉球在针孔处轻轻按压片刻，以防出血或针孔疼痛。若出针后，针孔有出血，这是由于刺破血管所致，可适当延长按压时间即可。

出针后，要检查核对针数，防止遗漏，还应询问患者针刺部位有无不适感，并注意有无晕针延迟反应现象。

项目五　针刺补泻

一、针刺补泻的概念

针刺补泻是根据《内经》"实则泻之，虚则补之"的理论而确立的两种不同的治疗原则和方法。《千金方》指出"凡用针之法，以补泻为先"。凡是能鼓舞人体正气，使低下的功能恢复旺盛的方法称之为补法；凡是能疏泄病邪，使亢进的功能恢复正常的方法称之为泻法。针刺补泻是指通过针刺腧穴，并采用恰当的手法来激发经气，以达补益正气、疏泄病邪，从而调节人体脏腑经络功能，促使阴阳平衡而使机体恢复健康的方法。

二、针刺补泻的原则

针刺补泻是根据《灵枢·经脉》中"盛则泻之，虚则补之，热则疾之，寒则留之，陷下则灸之"这一针灸治病基本理论原则而确立的。《灵枢·九针十二原》说："虚实之要，九针最妙，补泻之时，以针为之。"这是针刺治病的一个重要环节，也是毫针刺法的核心内容。

三、影响针刺补泻的主要因素

影响针刺补泻效果的因素主要有以下 3 个方面：

1. 机体状态　人体在不同的病理状态下，针刺可以产生不同的调节作用，其治疗效果也不同。当机体处于虚弱状态而呈虚证时，针刺可以起到扶正补虚的作用；若机体处于邪盛状态而呈实热、邪闭的实证时，针刺又可以起到清热启闭的泻实作用。如胃肠功能亢进而出现痉挛疼痛时，针刺可解痉而使疼痛缓解；胃肠功能抑制而呈蠕动缓慢、腹胀纳呆时，针刺又可以增强胃肠蠕动而使其功能恢复正常，消除胀满，增进食欲，故针刺具有双向的良性调整作用。大量的临床实践和实验研究表明，针刺时机体的功能状态是产生补泻效果的重要因素。

2. 腧穴特性　腧穴的主治功用具有相对的特异性。如有些腧穴偏于补虚，而有些腧穴偏于泻实。例如气海、关元、足三里、命门、肾俞、膏肓等穴都能鼓舞人体正气，促使人体功能旺盛，具有强壮作用，多用于补虚；而水沟、曲池、丰隆、委中、十宣、十二井等都能疏泄病邪，抑制人体功能亢进，具有祛邪作用，多用于泻实。在针刺补泻时应结合腧穴的相对特异性，以取得较好的补泻效果。

3. 针具与针刺手法　针刺补泻的效果与针具及行针手法等因素有着直接的关系。一般来说，粗针用力要重，刺激量大，细针用力轻，刺激量就小；直刺、深刺的刺激量要大，斜刺、平刺的刺激量则要小些；提插捻转的频率快、幅度大的刺激量大，反之刺激量就小。将这些因素恰当运用于临床，就能取得满意的补泻效果。

四、常用针刺补泻手法

古今针灸医家在长期的医疗实践中，创造和总结了许多的针刺补泻手法，有单式补泻手法和复式补泻手法。

（一）单式补泻手法

1. 提插补泻　是针下得气后，在提插时以针的上下用力轻重不同来进行补泻的一种方法。《难经·七十八难》曰："得气，因推而纳之，是谓补；动而伸之，是谓泻。"《针灸大成》说："凡补，针先浅而后深；泻，针先深而后浅。凡提插，急提慢按如冰冷，泻也；慢提急按火烧身，补也。"

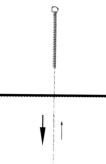

图 2-27　提插补法

补法：以重插轻提为主，引导阳气入内，阳气充实，有温补作用，可治疗经气不足、虚寒证。具体操作：在得气后，先浅后深，重插轻提，或提插幅度小，频率慢，操作时间短。（图 2-27）

泻法：以重提轻插为主，引导邪气外出，有凉泻的作用，可治疗邪气有余、实热证。具体操作：在得气后，以先深后浅，轻插重提，或提插幅度大，频率快，操作时间长。（图 2-28）

2. 捻转补泻　是针刺得气后，以针身左右旋转和用力强度不同来进行补泻的一种方法。《针经指南》说："以大指次指相合，大指往上进，谓之左；大指往下退，谓之右。"指出以拇指捻针为标准，其作

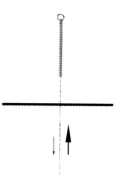

图 2-28　提插泻法

用力向前进令针左转，或者向后退令针右转，来区分针刺补泻。《针灸大成》则说："左转从阳，能行诸阳；右转从阴，能行诸阴。"是根据阴阳的顺逆来定针刺补泻的。

补法：针下得气后，以捻转角度小，用力轻，频率慢，操作时间短，并结合拇指向前左转用力重，指力沉重向下，拇指向后右转还原时用力轻，反复操作。（图2-29）

泻法：针下得气后，以捻转角度大，用力重，频率快，操作时间长，并结合拇指向后右转用力重，指力浮起向上，拇指向前左转还原时用力轻，反复操作。（图2-30）

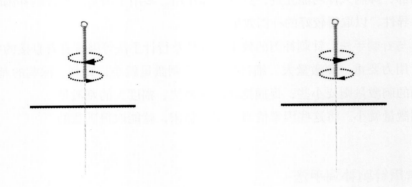

图 2-29　捻转补法　　　　　　　　　　　图 2-30　捻转泻法

3. 迎随补泻　以针刺方向与经脉循行顺逆来区分补泻的一种方法。《灵枢·小针解》说："迎而夺之者，泻也；追而济之者，补也。"《难经·七十二难》说："知营卫之流行，经脉之往来者，随其逆顺而取之，故曰迎随。"

补法：进针时针尖顺着经脉循行的方向刺入为补法。（图2-31）

泻法：进针时针尖逆着经脉循行的方向刺入为泻法。（图2-32）

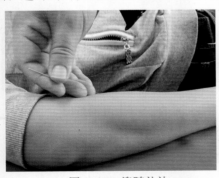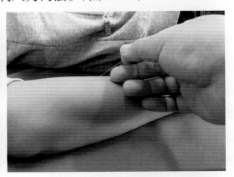

图 2-31　迎随补法　　　　　　　　　　　图 2-32　迎随泻法

4. 呼吸补泻　是针刺时配合患者的呼吸以区分补泻的方法。《针灸大成》说："欲补之时，气出针入，气入针出；欲泻之时，气入入针，气出出针。"明确指出了呼吸补泻的具体操作方法。

补法：患者呼气时进针，吸气时出针为补法。

泻法：患者吸气时进针，呼气时出针为泻法。

5. 开阖补泻　指在出针后，是否按压针孔来区分补泻的操作方法。《素问·刺志论》说："入实者，左手开针孔也；入虚者，左手闭针孔也。"《针灸大成》说："补，左手闭针孔，徐出针而疾按之；泻，右手开针穴，疾出针而徐按之。"

补法：出针后迅速按压针孔者为补法。（图2-33）

泻法：出针时摇大针孔而不立即按压者为泻法。（图2-34）

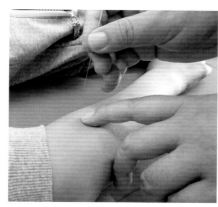
图2-33　开阖补法

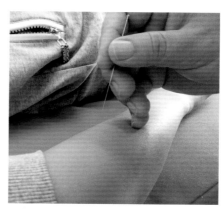
图2-34　开阖泻法

6. 徐疾补泻　是以进针出针过程两者相对快慢来区分补泻的针刺手法，又称疾徐补泻。《灵枢·九针十二原》指出："徐而疾则实，疾而徐则虚。"《灵枢·小针解》解释为"徐而疾则实者，言徐内而疾出也；疾而徐则虚，言疾内而徐出也。"

补法：进针时徐徐刺入到一定深度，少捻转，疾速出针者为补法。

泻法：进针时疾速刺入到应刺深度，多捻转，徐徐出针者为泻法。

7. 平补平泻　针刺得气后施以均匀地提插捻转即为平补平泻。此为一种不分补泻而仅以得气为目的的针刺手法。这与《内经》中的"导气"法，《神应经》的"平补平泻"（先泻后补）法和《针灸大成》的"平补平泻"（小补小泻）法不同，是近代医家临床惯用针刺补泻手法之一，主要用于虚实不明显的一般病证。

以上针刺补泻手法，临床上既可单独使用，也可结合使用。其中以平补平泻法最为常用。

（二）复式补泻手法

复式补泻手法，是由单式补泻手法进一步发展组合而成的手法。即将操作形式完全不同而基本作用相同的手法结合在一起，以达到补泻作用的操作方法。临床常用的有烧山火、透天凉两种方法。

1. 烧山火　是一种补虚生热，用于治疗虚寒证的手法。《金针赋》曰："烧山火，治顽麻冷痹，先浅后深，凡九阳而三进三退，慢提紧按，热至，紧闭插针，除寒之有准。"此为由呼吸、徐疾、提插、开阖等单式补法组成。以针下出现热感为标准，通过施用此手法，能使阳气隆至，阴寒自除，起到补虚的作用。

操作：视穴位的可刺深度，分作浅、中、深3层（天、人、地3部），进针时，速刺进针于皮下，得气后稍停，先在天部重插轻提，上下行针，反复9次；再稍停，将针插入人部，如前法上下提插反复9次；再稍停，将针插入地部，如前法上下提插反复9次，操作完毕，将针一次提至皮下，此为一度。此即三进一退。（图2-35）

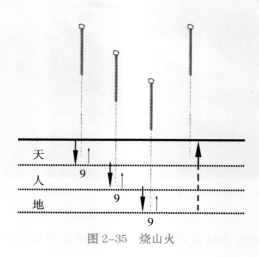

图2-35　烧山火

在敏感的患者身上，操作一度可有热感，若无热感，可如前法行第二度、第三度，连续做完，一般均可产生热感。如果三度做完仍无热感，可静留片刻，再继续按度数重做，直至产生热感或局部皮温升高。出针时按压针孔。

本法的三进一退是徐疾补泻中的补法；重插轻提是提插补泻中的补法；行九数，为九六补泻法中的补九阳数；出针扪之为开阖补泻法的补法。集4种补法于一式，有较强的温补作用，能温补脏腑经脉之气。治疗多种虚寒性疾病，如顽麻冷痹、伤寒三阴证、阳痿、遗尿、阴挺、偏坠等。

施用本法，如数度过后只痛不热，说明患者机体反应迟钝，可令其结合口呼鼻吸，按呼吸补泻法的补法要求配合施用，也可配用刮针柄法。需注意的是一定要在得气后按度施行，否则不易成功。

2. 透天凉　是一种用于实热证的凉泻手法。《金针赋》曰："透天凉，治肌热骨蒸，先深后浅，用六阴而三出三入，紧提慢按，寒至，徐徐举针，退热之可凭。"此为由呼吸、徐疾、提插、开阖等单式泻法组成。

操作：视穴位的可刺深度，分作浅、中、深3层（天、人、地三部），进针时，速刺进针于皮下，稍停，一次直达地部，得气后轻插重提，上下行针，反复6次；将针退至人部，如前法上下提插反复6次；再将针退至天部，如前法上下提插反复6次，操作完毕，将针一次插至地部，此为一度。此即一进三退。（图2-36）

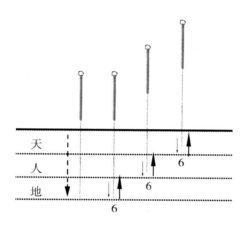

图2-36　透天凉

在敏感的患者身上，操作一度可有清凉感，若无凉感，可如前法行第二度、第三度，连续做完，一般均可产生凉感。如果三度做完仍不成功，可静留片刻，再继续按度数重做，直至产生凉感或局部皮温降低。出针时不按压针孔。

此法是"疾进徐出""慢按紧提""行六阴数""不闭针孔"的结合。

施用本法，如数度过后仍不成功，可令患者结合口吸鼻呼，吸气时进针，呼气时出针，也可配用刮针柄法。注意施用本法也要在得气的前提下施行。本法的凉泻作用强，多用于实热性疾病，如中暑、高热、中风闭证等。

烧山火、透天凉手法，施术部位要选择肌肉丰厚处的腧穴，如环跳、曲池、足三里、合谷等，患者体位要舒适，避免行针手法过重而发生晕针。

项目六　慎针穴刺法

慎针穴刺法是指针对容易发生意外的腧穴，必须谨慎操作的针刺方法。针刺时施术者必须熟悉所刺腧穴的解剖特点，《素问·刺禁论》中载"脏有要害，不可不察"，《素问·诊要经终论》又有"凡刺胸腹者，必避五脏"，所以重要脏器组织的部位，如头面、后项、胸腹、腰背等部位的腧穴，在针刺时应严格掌握针刺的深度、角度和方向，防止刺伤延髓、心、肺、肝、脾、眼等内脏和器官，发生不良后果。此外，分布于大的血管、神经附近，或位于关节等有特殊解剖结构的腧穴，若针刺不当也会导致意外，必须按照正确的操作方法针刺。下面将全身各部位腧穴的针刺操作宜忌做一简要介绍。

一、头面颈项部腧穴

（一）头部腧穴

头部的腧穴因穴下皮肉浅薄，一般平刺 0.5 ～ 0.8 寸。快速进针后，针尖抵达帽状腱膜下层，以捻转行针为主。出针后要用消毒干棉球按压针孔片刻，以防出血。

小儿出生 18 个月内囟门未闭时，其所在部位禁止针刺。

（二）面部腧穴

额部及颞部腧穴一般以平刺为主，其他腧穴大都直刺或斜刺 0.5 ～ 0.8 寸。面部血管丰富，针刺手法宜轻，出针后需按压针孔，以防出血。

地仓、颊车治疗面瘫时可以相互透刺；迎香治疗胆道蛔虫时要透刺四白穴。四白正当眶下孔凹陷处，若针刺过深刺入眶下孔，极易刺伤眶下动静脉，造成出血，甚至可能刺伤眼球，故此穴一般直刺或向下斜刺 0.3 ～ 0.5 寸，不可深刺，起针后亦需按压针孔，防止出血。

（三）眼部腧穴

针刺眼球周围的承泣、睛明、球后等穴时，要瞩患者闭目，押手将眼球推开并固定，针沿眶骨边缘缓缓刺入 0.3 ～ 0.5 寸，最深不可超过 1.5 寸，不宜提插捻转，出针后用消毒干棉球按压针孔达 1 分钟以上，防以出血。（图 2-37）

针刺眼部腧穴时，针尖透过皮肤后，针下应有空松感，如针下滞涩，则是刺中眼球壁外层十分坚韧的巩膜表层，应立即退针。若针刺超过 1.5 寸，则有可能累及视神经，患者感到眼内火光闪烁、头痛、头晕，严重者恶心、呕吐。若进针深度超过 1.7 寸时，有可能刺入眶上裂，损伤颅中窝内的海绵窦，造成颅内出血，引起剧烈头痛、恶心、呕吐，甚至休克、死亡。眼区血管丰富，组织疏松，针刺易出血，发生青紫肿胀。眼区穴针刺时不可过深，并要做到轻、慢、压。

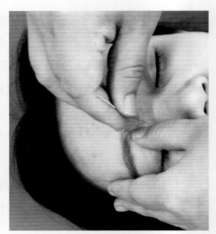

图 2-37 针刺睛明穴

（四）耳部腧穴

耳门、听宫、听会 3 个穴，针刺时均须张口，直刺 0.5 ～ 1 寸，留针时再将口慢慢闭上（图 2-38）。翳风穴直刺 0.8～1 寸，不宜过深，以免损伤面神经。

（五）项部腧穴

针刺哑门、风府时，患者要俯卧或伏案正坐，头微前倾，项肌放松，针尖向下颌方向缓慢刺入 0.5～1 寸，不可向前上方深刺，以免误入枕骨大孔，损伤延髓。在缓慢刺入的过程中，一定要仔细体会针下感觉，一旦感觉异常，立刻停针。一般当针至寰枕后膜时，可有针下阻力增大的感觉；当针进入蛛网膜下腔时，则有突破感；当针进入延髓时，针下为松软感，同时患者有全身触电感，并恐慌惊叫，轻者可伴有头痛、眩晕、心慌、出汗等症，重者可出现呼吸困难，继而昏迷。

针刺风池穴时，针尖向鼻尖方向缓慢刺入 0.8～1.2 寸。该穴深部有延髓与椎动脉，针刺时若方向、角度、深度不当，可能造成不良后果。（图 2-39）

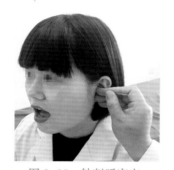　　　　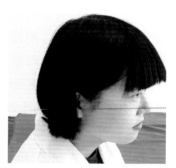

图 2-38　针刺听宫穴　　　　　　　图 2-39　风池穴针刺方向

（六）颈部腧穴

颈部腧穴一般应缓慢刺入 0.3～0.8 寸为宜，切忌行大幅度提插、捻转手法，以免伤及血管、气管、咽喉等重要组织结构。

人迎穴深部偏外侧有颈总动脉、颈内静脉、迷走神经。针刺时，用押手固定颈总动脉，于动脉内侧缓慢直刺 0.3～0.8 寸。进针时针下如有黏滞感、搏动感，表明已刺中颈动脉，应立即出针或改变针刺方向。若针刺方向过于偏外侧，则可刺穿颈内静脉，以致刺中迷走神经，患者可出现心悸、胸闷、面色苍白等症状，常可导致严重后果，甚至危及生命。

针刺天突穴时，应先直刺 0.2～0.3 寸，再将针尖转向下方，紧靠胸骨柄后缘、气管前缘缓慢向下刺入 0.5～1 寸。正常情况下，针刺时针下有空松感，患者有咽喉紧张感。进针时若针下坚韧而有弹性，患者感觉喉中作痒，引起剧烈咳嗽或咳血痰，表明已刺中气管；如针下柔软而有弹性，搏动明显，可能刺中主动脉弓等大血管，患者可出现胸闷，胸痛，剧咳，涌吐血痰，甚至窒息死亡。如针后患者出现逐渐加重的呼吸困难，可能是伤及肺脏，引起气胸。

二、胸腹部腧穴

（一）胸胁部腧穴

任脉胸部腧穴一般向下平刺 0.5～0.8 寸，其中膻中穴在治疗乳疾时，应向外平刺。位于肋间隙的腧穴，一般沿肋间隙向外斜刺或平刺 0.5～0.8 寸，不可深刺，以免伤及心肺。胁部腧穴应向下或向外斜刺 0.5～0.8 寸，不可深刺，以免伤及肝脾，对肝脾肿大者更应注意。

乳中穴不针不灸，仅作为胸腹部腧穴的定位标志。

（二）腹部腧穴

上腹部腧穴一般可以直刺 0.5～1 寸，不宜深刺，以免伤及脏器。如鸠尾、日月等穴位深部为肝脏，上方为心脏，针刺时不宜深刺，也不可向上斜刺。中脘等穴针刺过深，易刺中胃；若加之大幅度提插捻转，则可能将胃内容物带入腹腔，引发腹膜炎，特别是饱餐后尤须注意；若针尖向上方斜刺，则有可能刺伤肝前缘，引起肝出血。

下腹部腧穴，一般可以直刺 0.8～1.2 寸，进针宜缓，不可过深，避免刺伤肠道。特别是肠梗阻等肠蠕动减弱或消失的患者，肠的避让功能减弱消失，针刺过深极易刺破肠壁。中极、关元等下腹部穴，针前应排空膀胱，以防刺伤。

神阙穴因消毒不便，一般不针刺。

三、背腰骶部腧穴

（一）背部腧穴

因胸椎棘突均向下呈覆瓦状，所以督脉背部腧穴应向上斜刺 0.5～1 寸（图 2-40）。如针刺过深，针尖可刺穿黄韧带进入椎管，此时感到针下阻力突然消失而出现明显的落空感，应立即停止进针，否则可伤及脊髓。刺中脊髓时，患者有触电样感觉向四肢放射，并伴有惊恐感。膀胱经背部腧穴一般向内侧斜刺 0.5～0.8 寸，不可直刺、深刺，以免刺伤肺脏（图 2-41）。

（二）腰部腧穴

腰部腧穴一般直刺 0.5～1 寸。腰椎棘突呈垂直板状，几乎水平地凸向后方，故位于腰椎棘突下的督脉腧穴直刺即可（图 2-40）。命门穴不可深刺，以防刺伤脊髓。第十二胸椎至第二腰椎脊柱两侧的腧穴，如胃俞、三焦俞、肾俞、志室等，不可深刺或向外深刺，以防刺伤肾脏（图 2-41）。

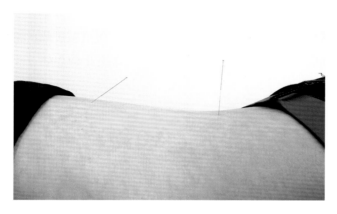

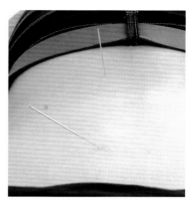

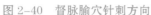

图 2-40　督脉腧穴针刺方向　　　　　　　　图 2-41　背俞穴针刺方向

（三）骶部腧穴

针刺长强穴时，针尖要向上紧靠尾骨前面与尾骨平行刺入 0.8 ～ 1 寸，不宜直刺，以免刺穿直肠引起感染。

四、四肢部腧穴

（一）上肢部腧穴

肩髃、肩髎穴可直刺或向下斜刺 0.8 ～ 1.5 寸，肩井穴下为肺尖，不可深刺，孕妇当慎用。极泉穴须避开腋动脉直刺，腋腔内组织疏松，除腋动脉外，其内下方还伴行腋静脉，故不可大幅度提插，以免刺伤血管，造成血肿。上臂部肌肉较丰厚，其腧穴均可直刺 0.8 ～ 1.5 寸。肘窝部穴位除直刺外，还可以点刺浅静脉出血。前臂部腧穴除位于骨骼边缘的列缺、偏历、养老等穴外，其余均可直刺 0.5 ～ 1.2 寸。腕部太渊穴应避开桡动脉直刺，合谷、后溪等穴透刺时应注意不伤及掌深弓。

（二）下肢部腧穴

大腿部肌肉丰厚，其穴位可适度深刺。环跳穴要侧卧屈股，直刺 2 ～ 3 寸，此穴下为坐骨神经，如刺中该神经，可产生强烈的触电样感向大腿、小腿直至足部放射。针刺气冲、冲门、急脉等穴，应注意避开动脉。

小腿部腧穴大都可以直刺。犊鼻穴针刺须取屈膝位，稍向髌韧带内方斜刺，凡刺入关节腔的腧穴，均应注意手法轻重，不可损伤关节面，不可使关节液流出；同时要严格消毒，避免关节腔感染。

足部腧穴可视其所在部位的具体情况，决定直刺还是斜刺，针刺深度大多不超过 1 寸。

此外，妇女怀孕 3 个月以内者，下腹部腧穴禁针；若怀孕 3 个月以上者，腹部及腰骶部腧穴也不宜针刺；至于三阴交、合谷、昆仑、至阴等一些具有通经活血作用的腧穴，孕妇更应禁刺。对孕妇有习惯性流产者应慎用针刺。皮肤有感染、溃疡、瘢痕或肿瘤的部位以及深部囊肿的局部，亦均不宜针刺。常有自发性出血或损伤后出血不止的患者，不宜针刺。

项目七 针刺异常情况

针刺异常情况是指针刺过程中出现某种不应有的情况，如晕针、滞针、弯针、断针、针刺后异常感、损伤内脏及神经等。这些情况常常是可以避免的，施术者应随时注意加以预防。一旦出现上述情况，应立即进行有效的处理，否则将会给患者造成不必要的痛苦，甚至危及生命。

一、晕针

晕针是在针刺过程中患者发生的晕厥现象。

原因：多见于初次接受针刺治疗的患者，可因精神过度紧张、体质虚弱、劳累过度、饥饿、大汗、大泻、大出血后或因体位不当，施术者手法过重，或因诊室内空气闷热、过于寒冷、临时的恶性刺激等，而致脑部暂时性缺血。

症状：患者在针刺过程中突然出现精神疲倦、胸闷泛恶、头晕目眩、面色苍白、心慌气短、出冷汗、脉象沉细。重者四肢厥冷，脉细弱而数或沉伏。甚则神志昏迷，猝然仆倒，唇甲青紫，大汗淋漓，二便失禁，脉微细欲绝。

处理：立即停止针刺，将针全部起出。使患者平卧，头部稍低，松解衣带，注意保暖。轻者静卧片刻，给饮温开水或糖水即可恢复。重者在上述处理基础上，可指按或针刺急救穴，如水沟、素髎、内关、足三里、涌泉等穴，也可灸百会、关元、气海等穴。若仍不省人事、呼吸细微、脉细弱者，应配合其他治疗或采取现代急救措施。晕针缓解后，仍需适当休息方能离去。

预防：主要根据晕针发生的原因加以预防。对初次接受针治或精神过度紧张者，应先做好解释安抚工作，消除其恐惧心理；体质虚弱者，尽量采取卧位，选穴宜少，手法要轻；对过累、过饿、大渴的患者，应在其休息、进食、饮水后再行针刺；注意室内空气流通，消除过热、过冷等因素。医者要随时注意观察患者的神态变化，询问其感觉，以便尽早发现晕针先兆，及时处理。

二、滞针

滞针是指在行针时或留针后医者感觉针下涩滞，提插、捻转、出针均感困难，而患者则感觉剧痛的现象。

原因：患者精神紧张，或因病痛，致使局部肌肉强烈痉挛；或行针手法不当，捻针朝一个方向角度过大，肌纤维缠绕于针体；或针后患者移动体位或留针时间过长，均可引起滞针。

现象：针在体内，提插、捻转、出针均感困难，若勉强提插、捻转，则患者痛不可忍。

处理：如患者精神紧张，局部肌肉强烈痉挛，须做耐心解释，消除紧张情绪，可稍延长留针时间，或在邻近部位做循、摄、按等手法，以求松解；或在邻近部位再刺一针，或弹动针柄，以宣散气血、缓解痉挛；如因单向捻针而致者，可向相反方向将针捻回；如因患者体位移动，需恢复其原来的体位，再将针取出。切忌强行硬拔。

预防：对精神紧张者，做好针前解释工作，消除紧张情绪。同时针刺手法要轻巧，捻转角度不要太大，更不宜连续单向捻转。选择较舒适体位，避免留针时移动体位。

三、弯针

弯针是指进针时或将针刺入腧穴后，针身在体内形成弯曲现象。

原因：术者进针手法不熟练，用力过猛；或针下碰到坚硬组织器官或因患者在针刺过程中变动了体位；或针柄受到某种外力碰压；或滞针处理不当等。

现象：针身弯曲，针柄改变了进针时的方向和角度，提插、捻转及出针均感困难，而患者感到疼痛。

处理：出现弯针后，不可再行手法。弯曲度较小的，可按一般出针法，将针慢慢退出；弯曲度过大时，应顺着弯曲方向慢慢将针起出；体位移动所致的弯针，应先帮患者慢慢恢复原来的体位，局部肌肉放松后，再将针缓缓起出；针身弯曲不止一处者，须结合针柄扭转倾斜的方向逐次分段外引。切忌强行拔针，以免引起断针。

预防：术者手法要熟练，用力均匀，指力轻巧；患者体位舒适，在留针过程中不要随意变动体位；针柄要防止受外物碰压；如有滞针应及时正确处理。

四、断针

断针又称折针，是指针体折断在人体内。

原因：针具质量差，针身或针根有损坏剥蚀，针前失于检查；针刺时将针身全部刺入腧穴，强力提插、捻转，引起肌肉猛力收缩；留针时患者移动体位或外物碰撞针柄；或弯针、滞针未能进行及时正确的处理；或应用电针时突然加大电流等原因，均可导致断针。

现象：针身折断，其断端部分或尚露于皮肤之外，或全部没入皮肤之下。

处理：术者态度必须从容镇静，嘱患者切勿更动原有体位，以防断针陷入深层。如断端显露，可用镊子夹住断端取出；若断端与皮肤相平，可用手指按压针孔两旁，使断端暴露体外，用镊子取出。若断端完全陷入肌肉层时，视其所在部位，如果在重要脏器附近或肢体活动处，应在 X 线下定位，手术取出。

预防：针前应认真仔细检查针具，有不符合要求者，应剔出不用。针刺手法要轻巧，针身不宜全部刺入。针刺入腧穴后，嘱患者不要随意变动体位。如有弯针、滞针应及时正确处理，不可强行硬拔。应用电针时应逐渐加大电流强度，切忌突然加大电流。

五、针刺后异常感

针刺后异常感是指出针后患者遗留酸痛、沉重、麻木、憋胀等不适的感觉。

原因：多因有针遗留；或体位不适；或行针手法过重，或留针时间过长；或手法与病情相悖。

现象：出针后，患者不能挪动体位；或遗留酸痛、沉重、麻木、憋胀等不适的感觉；或原有症状加重。

处理：如有遗留未出之针，应立即起出。出针后让患者休息片刻，不要急于离开。若局部遗留酸胀等不适感，轻者用手指在局部上下按揉，即可消失或改善，重者可加用艾条温灸，或用热敷、磁疗等方法消除；原有症状加重者，应查明原因，调整治则和手法。

预防：出针后应清点针数，避免遗漏；针刺前选择舒适的体位；行针手法要柔和适度，避免手法过强和留针时间过长。出针后用手指在局部上下循按，可减少针后异常感的发生。临诊时要认真辨证，处方选穴精炼，补泻手法适度。

六、针刺损伤

（一）出血和血肿

出血是指出针后针刺部位出血；血肿是指针刺部位出现皮下出血而引起肿痛的现象。

原因：针尖弯曲带钩，使皮肉受损，或针刺时刺伤血管。个别患者为凝血功能障碍。

现象：出针后针刺部位出血；针刺部位肿胀疼痛，继则皮肤呈现青紫、结节等。

处理：出血者，可用棉球按压较长的时间。若微量的皮下出血而引起局部小块青紫时，一般不必处理，可自行消退。若局部肿胀疼痛较剧，青紫面积大而且影响活动时，可先冷敷止血，24 小时后再热敷或在局部轻轻揉按，以促使局部瘀血消散吸收。

预防：仔细检查针具，熟悉人体解剖部位，避开血管针刺。出针时立即用消毒干棉球按压针孔。对男性患者，要注意排除血友病。有凝血功能障碍者应避免行针刺治疗。

（二）创伤性气胸

创伤性气胸是指针具刺穿胸腔且伤及肺组织，气体积聚于胸腔，从而造成气胸，出现呼吸困难等现象。

原因：主要是针刺胸部、背部和锁骨附近的穴位过深，或方向不当，针具刺穿胸腔且伤及肺组织，气体积聚于胸腔。

现象：患者突感胸闷、胸痛、气短、心悸，严重者呼吸困难、发绀、冷汗、烦躁、恐惧、血压下降，乃至休克等危急现象。检查：患侧肋间隙变宽，胸廓饱满，叩诊鼓音，听诊肺呼吸音减弱或消失，气管可向健侧移位。X 线胸部透视可见肺组织被压缩现象。有些病情轻者，出针后并不出现症状，而是过一定时间才慢慢感到胸闷、疼痛、呼吸困难。

处理：一旦发生气胸，应立即出针，采取半卧位休息，要求患者心情平静，切勿因恐惧而反转体位。一般漏气量少者，可自然吸收，要密切观察，随时对症处理，如给予镇咳、镇痛、抗感染药物，以防止肺组织因咳嗽扩大创口，加重漏气和感染。对严重病例如发现呼吸困难、发绀、休克等现象，应及时抢救，如胸腔排气、少量慢速输氧、抗休克等。

预防：针刺治疗时，术者必须思想集中，选好适当体位，根据患者体型肥瘦和腧穴的位置，掌握进针深度和角度，施行提插手法的幅度不宜过大。对于胸背部及缺盆部位的腧穴，最好平刺或斜刺，且不宜太深，一般避免直刺，不宜留针时间过长。肺气肿患者，胸背部针刺时尤应谨慎。

（三）刺伤内脏

针刺引起内脏损伤是指针刺内脏周围腧穴过深，针具刺入内脏引起内脏损伤，出现各种症状的现象。

原因：主要是术者缺乏解剖学和腧穴学知识，对腧穴和脏器的部位不熟悉，加之针刺过深或提插幅度过大，刺入内脏而致内脏损伤。

现象：刺伤内脏的主要症状是疼痛和出血。

刺伤肝、脾时，可引起内出血，患者可感到肝区或脾区疼痛，有的可向背部放射。如出血不止，腹腔内积血过多，会出现腹痛、腹肌紧张，并有压痛及反跳痛等急腹症症状。

刺伤心脏时，可出现心前区剧烈疼痛，高度气急，发绀，昏厥，以致休克，甚则心脏骤停。如心功能损害，则见严重心律失常，心悸，胸闷，以致心力衰竭。

刺伤肾脏时，可出现腰痛，肾区叩击痛，呈血尿，严重时血压下降、休克。

刺伤胆囊、膀胱、胃、肠等空腔脏器时，可引起局部疼痛、腹膜刺激征或急腹症等症状。

处理：损伤轻者，卧床休息后一般即可自愈。如果损伤严重或出血明显者，应密切观察，注意病情变化，特别是要定时检测血压。对于休克、腹膜刺激征患者，应立即采取相应措施进行救治。

预防：学好解剖学和腧穴学，掌握腧穴结构，明辨穴下的脏器组织。操作时，注意凡有脏器组织、大的血管、粗的神经处都应改变针刺方向，避免深刺，行针幅度不宜过大。特别是对心脏扩大，或肝、脾肿大的患者尤其应该注意。

（四）刺伤脑脊髓

刺伤脑脊髓是指针刺颈项、背部腧穴过深，针具刺入脑脊髓，引起头痛、恶心等现象。

原因：脑脊髓的表层分布有督脉及华佗夹脊等许多针刺要穴，如风府、哑门、大椎、陶道、华佗夹脊等。针刺过深或进针方向不当，均可伤及脑脊髓，造成严重后果。

现象：如误伤延脑时，可出现头痛、恶心、呕吐、抽搐、呼吸困难、休克和神志昏迷等。如刺伤脊髓，可出现触电样感觉向肢端放射，引起暂时性瘫痪，有时可危及生命。

处理：应立即出针。轻者，安静休息，经过一段时间可自行恢复；重则应与有关科室如神经外科等配合，及时进行抢救。

预防：凡针刺第十二胸椎以上的督脉腧穴及华佗夹脊穴，都要正确掌握进针深度和进针方向。风府、哑门，针刺方向不可向上斜刺，也不可过深。悬枢穴以上的督脉穴及华佗夹脊穴均不可过深。行针中只宜用捻转手法，尽量避免提插，禁用捣刺手法。

（五）刺伤周围神经

刺伤周围神经是指针刺引起的周围神经损伤，出现损伤部位感觉异常、肌肉萎缩等现象。

原因：在有神经干或主要分支分布的腧穴上，行针手法过重，刺激时间过长。

现象：如误伤外周神经，当即出现一种向末梢分散的麻木感，一旦造成损伤，该神经分布区可出现感觉障碍，包括麻木、发热、痛觉、触觉及温觉减退等，或伴有不同程度的功能障碍、肌肉萎缩。

处理：应该在损伤后 24 小时内采取针灸、按摩、理疗、中草药等治疗措施。同时，可配合使用维生素类药物、辅酶 A 及三磷酸腺苷等。嘱患者加强功能锻炼。

预防：在有神经干或主要分支分布的腧穴上，行针手法不宜过重，刺激时间不宜过长，操作手法要熟练，留针时间不宜过长。

项目八　历代医著论毫针刺法

古代刺法是古代医家在针灸治疗过程中，总结出来的切实有效的操作方法，这些方法在《内经》《难经》两部中医文献中有较为全面的论述，成为后世各家刺法的基础。所以追源溯流，认识古代的针刺方法，考察古代的针刺理论，对于学好针灸手法有着十分重要的意义。

一、《内经》论刺法

《黄帝内经》是我国现存最早的较为系统论述医学内容的典籍，创立了中医学独特的理论体系，奠定了中医学发展的理论基石，其内容主要包括《素问》和《灵枢》两部分，而有关刺法的论述，主要集中在《灵枢》部分，因此又将《灵枢》称之为《针经》，在《灵枢·官针》中记载的各种刺法，主要讨论九针用来治疗不同的病证，记载了针对五脏有关病变而提出的"五刺"；以九针应九变的"九刺"；根据病变的深浅、大小等不同，提出刺浅、刺深和发针多少，以及运用不同的针刺角度，以适应十二经各种病证的"十二刺"。

（一）五刺

《灵枢·官针》"凡刺有五，以应五脏"，这是从五脏应合五体（皮、脉、筋、肉、骨）的关系分成 5 种刺法，故又名五脏刺。（表 2-3）

表 2-3　《灵枢·官针》"五刺"表

名称	刺法	针刺部位	内应脏腑
半刺	浅刺、疾出，以取皮气	皮毛	肺
豹文刺	多针散刺出血	血脉	心
关刺	刺在关节附近肌腱上	筋腱	肝
合谷刺	一针多向，刺分肉间	肌肉	脾
输刺	直入直出	骨骼	肾

1. 半刺　《灵枢·官针》："半刺者，浅内而疾发针，无针伤肉，如拔毛状，以取皮气，此肺之应也。"因其刺入极浅，不是全刺，所以称半刺。

操作方法：以毫针快速刺入皮肤，刺得浅，出针快，如拔毫毛一样，刺入极浅，不入肌肉，使皮肤产生针感。此为五脏刺之一，现代发展为皮肤针刺法。

临床应用：肺合皮毛，浅刺于皮毛之间，内应于肺，能宣肺解表，治疗风邪束表，咳嗽喘息等与肺有关的疾病或皮肤病。近代多采用皮肤针来实施这种刺法。

2. 豹文刺　《灵枢·官针》："豹文刺者，左右前后针之，中脉为故，以取经络之血者，此心之应也。"这是一种以穴位为中心，进行散刺出血的刺法。"豹文"的"文"是"纹"字之借，因散刺出血点多，形同豹纹，故称为"豹文刺"。

操作方法：行常规消毒后，用三棱针在病变局部及周围连续点刺。根据病变部位的大小，由病变外围向中心环形连续点刺 10～20 点以上。

临床应用：心主血脉，豹文刺之刺络出血，内应于心，可以治疗心脉系统的疾病。如胸痹之心痛彻背。另一方面，"诸痛痒疮，皆属于心"（《素问·至真要大论》），本法亦用于疗疖痈肿以及疮疡红肿热痛之症。

3. 关刺　《灵枢·官针》："关刺者，直刺左右尽筋上，以取筋痹，慎无出血，此肝之应。"这种刺法多在关节附近的肌腱上进行针刺，因为筋会于节，四肢筋肉的尽端部在关节附近，故名关刺。由于经脉外络体表，内属脏腑，所以一些针刺较深的刺法，其影响可以远及相应脏腑，激发脏腑之气，调整以脏腑为核心的整个系统，从而对皮、脉、筋、肉、骨五体的疾病发挥治疗作用。"关刺"就是外取于筋、内应于肝的刺法。

操作方法：以毫针直刺进针，刺入肌腱浅层即止，得气后出针。由于针刺较深，必须注意不可伤脉出血。

临床应用：用于治疗筋痹。现代常用以治疗脑瘫、中风偏瘫、颈椎病以及肌肉挛急、拘挛等症。

4. 合谷刺　《灵枢·官针》："合谷刺者，左右鸡足，针于分肉之间，以取肌痹，此脾之应也。"这种刺法是在肌肉比较丰厚处进行，"肉之大会为谷"，故称合谷刺。

操作方法：在肌肉丰厚处将针刺入后，退至浅层，然后依次向两旁斜刺，形如鸡爪的分叉。（图 2-42）

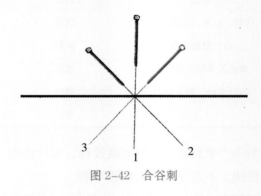

图 2-42　合谷刺

临床应用：脾主肌肉，针于分肉之间，内应于脾气，用以治疗肌痹。现在此法常施于乳腺小叶增生、颈椎病、急慢性软组织损伤、肌肉痉挛症、肌肉痹痛、肌肉强硬等多种病证。

5. 输刺　《灵枢·官针》："输刺者，直入直出，深内之至骨，以取骨痹，此肾之应也。"这是一种深刺至骨骼的刺法。此处的"输"有输通之意，谓针深入，输通内外。

操作方法：将针直入，深达骨骼，再直出针。

临床应用：肾主骨，此法可通彻内外，内应于肾气。用于先天肾气不充，或肝肾亏虚之骨痿证，以及寒湿入于骨髓之骨痹证。

（二）九刺

《灵枢·官针》："凡刺有九，以应九变。""变"是指不同性质的病变，故九刺的主要内容就是讨论 9 类不同性质的病变，应用 9 种不同的刺法。九刺即：输刺，取五输穴、背俞穴；远道刺，上病取下，下病取上；经刺，刺大经；络刺，刺络脉；分刺，刺肌肉；大写刺，刺破痈肿排脓；毛刺，沿皮肤浅刺；巨刺，左病取右侧穴、右病取左侧穴的交叉取穴法；焠刺，将针烧红后再刺（表2-4）。

表2-4　《灵枢·官针》九刺简表

名称	刺法	取刺部位
输刺	刺诸经荥输、脏输	取荥穴、输穴、背俞穴
远道刺	病在上取之下，刺腑输	上病下取
经刺	刺大经之结络经分	刺大经
络刺	刺小络之血脉	刺血络
分刺	刺分肉之间	刺肌肉
大写刺	刺大脓以铍针	外症引流、排脓、泻水
毛刺	刺浮痹于皮肤	浅刺于皮肤之上
巨刺	左取右，右取左	左右交叉，点对点取穴
焠刺	刺燔针则取痹	针烧红后刺入，随痛处取穴

1. **输刺**　《灵枢·官针》："输刺者，刺诸经荥、输、脏输也。"这是一种治疗五脏病变的针刺方法。由于古代"输"与"俞"字常因同声借用，因取五输穴（荥穴、输穴）及背俞穴来治疗疾病，故被称为输刺。《素问·咳论》所载"治脏者，治其俞。"亦是此意。

操作方法：五脏有病，可以选取相关经脉在肘膝关节以下的荥穴和输穴，以及相关的背俞穴。如心病取手少阴心经之荥穴少府、输穴神门和背俞穴心俞；肺病取手太阴肺经之荥穴鱼际、输穴太渊和背俞穴肺俞；肝病取足厥阴肝经之荥穴行间、输穴太冲和背俞穴肝俞；脾病取足太阴脾经之荥穴大都、输穴太白和背俞穴脾俞；肾病取足少阴肾经之荥穴然谷、输穴太溪和背俞穴肾俞。

临床应用：此法用于治疗五脏以及与脏腑有关的病证。如对肝病的治疗，则兼及肝经所过部位以及所属的筋、开窍之目的病证，如颠顶胀痛，两目胀痛，目赤红肿，口眼歪斜等。

2. **远道刺**　《灵枢·官针》："远道刺者，病在上，取之下，刺腑输也。"这是一种上病下取，循经而行远道取穴，故称远道刺。"腑输"是指六腑的下合穴而言，即所谓"合治内腑"。六腑居于躯干，而其合穴皆在下肢部，故曰"病在上，取之下"。

操作方法：这是根据脏腑体表的经脉联系，选取距病患部位较远的穴位来治疗疾病的方法。根据《灵枢·邪气脏腑病形》"合治内腑"的说法，六腑病变可针刺相应的下合穴治疗，如胃病取足三里、胆病取阳陵泉、大肠有病取上巨虚、小肠有病取下巨虚等。

临床应用：远道刺实际上是一种配穴法，也是腧穴远治作用的体现，现代临床上常用的本经配穴法、表里两经配穴法，以及根据脏腑表里、生克等理论，辨证选用相关远道穴位治疗的方法，均可视为此法的发展。此外，从广义来说，凡头、面、躯干、脏腑有疾，循经远取四肢肘、膝关节以下的腧穴进行治疗都可以称为"远道刺",如头顶疼痛可循经下取太冲、至阴;牙痛则循经下取合谷、内庭等。

3. 经刺 《灵枢·官针》:"经刺者,刺大经之结络经分也。""结络经分"是指经脉所过之处气血瘀滞有结聚现象的地方,其表现常为瘀血、硬结、肿块、条索或压痛等阳性反应点,可决定针刺部位。

操作方法:这类阳性反应点位置颇为表浅,采用"经络触诊法"可以触知,了解该阳性反应点与经脉分布和脏腑的关系,在判断疾病性质、所属经脉的基础上,刺激阳性反应点以治疗相关病证。

临床应用:用于治疗脏腑疾病和多种杂症。如脏腑疾病可于相应背俞穴、募穴、原穴、郄穴处出现压痛,或在经脉所过之处出现结节、凹陷或寒温变化。又如肩关节周围炎患者可于肩部扪及条索状物等。

4. 络刺 《灵枢·官针》:"络刺者,刺小络之血脉也。"这是浅刺体表细小络脉使其出血以消除瘀滞的方法。该刺法以浅刺血络为主,故称为络刺,又称刺络。

操作方法:以左手拇食指固定欲刺的腧穴或充盈的小络脉,刺手持粗毫针或三棱针对准穴位或小络脉迅速刺入 3 ~ 5mm,立即出针,并挤压针刺处,使之出血数滴后,用消毒干棉球压迫止血。

临床应用:用于高热、惊厥、中风昏迷、中暑、乳蛾等,以及瘀血肿痛、顽癣瘙痒病证。此法多施予四肢末端,如刺十宣、十二井穴等,现在三棱针点刺法、刺络法均是此法的发展。现代临床上采用浅刺出血如皮肤针、三棱针以及"刺络(放血)拔罐法",即在络刺的基础上结合拔罐,均属于本法之范畴。

5. 分刺 《灵枢·官针》:"分刺者,刺分肉之间也。""分肉"即肌肉丰厚而有界限可见之处。此法是指针刺深度直达于肌肉部位的一种刺法。

操作方法:针直刺入肌肉间,一般以穴位为刺激点,行针得气后留针。

临床应用:用于治疗肌肉的痹证、痿证(如肌炎、皮肌炎、重症肌无力)等。

6. 大写刺 《灵枢·官针》:"大写刺者,刺大脓以铍针也。""写"通"泻",有排除之意。本法是用铍针来切开引流、排脓放血、泻水消肿,势大力沉,故谓之"大写刺"。

操作方法:用铍针切开排脓,或用三棱针放出血液或黏液。

临床应用:用于外科痈肿等症。

7. 毛刺 《灵枢·官针》:"毛刺者,刺浮痹于皮肤也。""浮痹皮肤"是指皮肤麻木不仁或疼痛的病证,本法是一种浅刺皮肤的方法。邪在皮毛,浅刺于皮毛之间以散邪气,故称毛刺。

操作方法:古代使用镵针,后世改为皮肤针、滚刺筒一类针具,现代采用皮肤针(梅花针、七星针)叩刺或轻刺的方法就是这类刺法的发展。

临床应用：用于治疗皮肤麻木不仁的一类病证。还可用于斑秃、脱发、湿疹、神经性皮炎、带状疱疹等病证。

8.巨刺 《灵枢·官针》："巨刺者，左取右，右取左。"这是一种左病取右，右病取左，左右交叉的取穴法。《素问·调经论》说："病在于左，而右脉病者，巨刺之。"由于经脉在人体大都有左右交会的腧穴，如手足三阳经皆左右交会在督脉的大椎穴，足之三阴经也都左右交会在任脉的中极、关元穴，因而脉气能左右交贯，故左经有病，取右经的腧穴也能治疗；右经有病，常可取左经的腧穴而有效。这种刺法称为巨刺。

操作方法："巨刺者，刺经脉"（《素问·调经论》），即当身体一侧经脉之某处发生病痛时，在另一侧对应之处"对应点"施予针刺。如左侧曲池穴附近发生疼痛，则取右侧的曲池穴来治疗。

临床应用：用于经脉阻滞，阴阳失调的病证，如中风偏瘫、面瘫、痿证、痹证等。

9.焠刺 《灵枢·官针》："焠刺者，刺燔针则取痹也"。焠刺就是将特制的针烧红后刺入穴位或病变部位。"用火先赤其针而后刺之，不但暖也，寒毒固结，非此不可。"（《类经》）

操作方法：针烧红后刺入，随痛处取穴。

临床应用：现在称为火针。用于治疗寒痹、阴疽、瘰疬、胃下垂、慢性泄泻、痢疾、阳痿、痈疽、痔疮、腱鞘囊肿、象皮腿、月经不调、小儿疳积，以及某些皮肤病。

（三）十二刺

《灵枢·官针》："凡刺有十二节，以应十二经。""节"是节要的意思。由于刺法有十二节要，故能应合十二经病证，又称"十二节刺"。十二刺为：偶刺（前后配刺）；报刺（刺后再刺）；恢刺（多向进针）；齐刺（三针并用）；扬刺（五针并用）；直针刺（沿皮进针）；输刺（提插深刺）；短刺（近骨刺）；浮刺（斜刺肉内）；傍针刺（两针同用，一直刺一斜刺）；阴刺（左右配刺）；赞刺（散针点刺出血）。

1.偶刺 《灵枢·官针》："偶刺者，以手直心若背，直痛所，一刺前，一刺后，以治心痹。"这种一前一后，阴阳对偶的刺法，称为偶刺，又称"阴阳刺"。

操作方法：这是一种在人体躯干前后对应取穴，使其发挥协同作用以加强疗效的刺法。比如当心痹胸痛时，医生在患者胸部疼痛部位刺上一针，然后在同一水平线上的背部与此针正对之处再刺一针，一前一后，形如二人对偶，故谓"偶刺"。胸腹属阴，后背部属阳，故这种胸腹腰背前后对应的刺法又被称为"阴阳刺"。

临床应用：治疗心痹等脏腑疾病。现代临床上的"前后配穴"和"俞募配穴"就是这种刺法的发展。

2.报刺 《灵枢·官针》："报刺者，刺痛无常处也。上下行者，直内无拔针，以左手随病所按之，乃出针复刺也。""报"，有奔赴、急速之义，又有重复针刺的意思。谓出针于此而速赴于彼，复刺于彼，使两个针刺点发生协同作用。

操作方法：对于随经上下的游走性疼痛，先向游走处刺入一针，然后用左手随游走而动，按压在游走之处线路上，右手急速拔出针来，飞快地刺入按压点。

临床应用：用于游走性疼痛，近年有人用于肩周炎、关节炎、胃痛、牙痛等，还可用于处理滞针。

3.恢刺 《灵枢·官针》："恢刺者，直刺傍之，举之前后，恢筋急，以治筋痹也。""举"即施行。此法是专对筋肉拘急痹痛的部位四周针刺，能扩大针感影响。

操作方法：先从旁刺入，得气后，令患者做关节功能活动，医者不断改变针刺方向，以疏通经气，舒缓筋急。

临床应用：用以松解筋肉、肌腱的挛急，用于治疗腱鞘囊肿、肌腱损伤、筋肉拘急（筋痹）、关节炎等病证。

4.齐刺 《灵枢·官针》："齐刺者，直入一，傍入二，以治寒气小深者。或曰三刺，三刺者，治痹气小深者也。"

操作方法：其法是先于病变正中直刺1针，得气后留针，并于两旁1寸左右或上下各刺1针，3针齐用，故名齐刺。（图2-43）

临床应用：本法具有驱寒逐痹、化瘀止痛的作用，多用于治疗病变范围较小而部位较深的痹痛，如肩周炎、肩肘损伤、各种风寒湿痹等。

5.扬刺 《灵枢·官针》："扬刺者，正内一，傍内四而浮之，以治寒气之博大者也。""内"古通"纳"，谓将针刺入。由于所刺部位表浅而分散，有"扬散"之意，故称"扬刺"。

操作方法：先在病变正中刺入1针，然后再于病变之上、下、左、右各浅刺1针。（图2-44）

临床应用：本法具有行气活血、消肿散瘀、祛寒止痛的作用，用于治疗寒气浅而面积较大的痹证。近代的梅花针叩刺，应为扬刺法的演变。

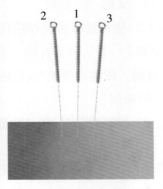

图 2-43 齐刺

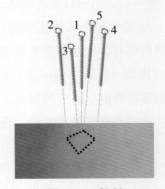

图 2-44 扬刺

6. 直针刺　《灵枢·官针》:"直针刺者,引皮乃刺之,以治寒气之浅者。""直"是直对病所的意思。因邪气浅在,沿皮横刺才是直对病所,所以称为"直针刺"。

操作方法:先夹持捏起穴位处的皮肤,然后将针沿皮下刺之。

临床应用:近代称直刺为横刺或沿皮刺,有通络止痛的功效,适宜于治疗浅表脉络等部位的疾病,如带状疱疹、丹毒的治疗,此法亦施于痤疮、扁平疣等皮肤病,以及肌肉拘急或急性扭伤等属于经筋的病证。现代发展为皮内针、头针、眼针、腕踝针,透穴刺法亦属于此刺法。

7. 输刺　《灵枢·官针》:"输刺者,直入直出,稀发针而深之,以治气盛而热者也。"《说文解字》载:"输,委输也。"此谓针入组织深层,以泻病气。

操作方法:将针垂直刺入较深处以候气,得气后缓慢将针退出,乃从阴引阳,以输泻热邪。

临床应用:用于高热不退、无汗烦躁、气盛而热的病证。

8. 短刺　《灵枢·官针》:"短刺者,刺骨痹稍摇而深之,致针骨所,以上下摩骨也。""短",接近的意思。邪在骨髓,将针刺入于骨骼表面以达邪。

操作方法:将针缓慢刺入,直到靠近骨头;然后上下捻转,以摩擦骨组织表面,治疗骨骼等较深部位的疾患。

临床应用:治骨痹等深部病痛。

9. 浮刺　《灵枢·官针》:"浮刺者,傍入而浮之,以治肌急而寒者也。"这是一种斜针浅刺的方法,因针浮于表,故名浮刺。

操作方法:将针斜向刺入,使其浅浮于肌腠之间。近代的皮内针,即是由古之浮刺演化而来。

临床应用:治疗面肌痉挛、三叉神经痛、关节痛以及急慢性筋膜炎等。

10. 阴刺　《灵枢·官针》:"阴刺者,左右率刺之,以治寒厥,中寒厥,足踝后少阴也。""率",有"皆"和"都"的意思,是左右两侧同名穴位同用的方法。

操作方法:在人体左右两侧穴位同时取穴,施予针刺。这种左右两侧同名穴位配合治病的方法,现代临床上经常采用。

临床应用:用于治疗脏腑经脉的多种疾病。如同时针刺左右两侧的足少阴之太溪穴以治疗寒厥,取左右两侧之内关穴治疗胃痛和心绞痛,取两侧之合谷穴治疗牙痛等。

11. 傍针刺　《灵枢·官针》:"傍针刺者,直刺、傍刺各一,以治留痹久居者也。"这种刺法多应用在压痛比较明显,而且固定不移,久治不愈的痹证。由于从患处旁边进针,所以称为"傍针刺"。

操作方法:先在病患之处直刺一针,再在其旁斜向刺入一针。(图 2-45)

临床应用：本法具有通经络、利关节的作用，临床多以治疗寒湿久痹，亦可以施于骨质增生、骨刺等疾病。傍针刺与齐刺相似，都可促使疼痛局部的气血流通。

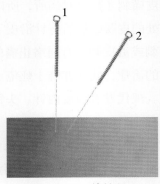

图 2-45　傍针刺

12. 赞刺　《灵枢·官针》："赞刺者，直入直出，数发针而浅之出血，是谓治痈肿也。""赞"有"赞助"的意思，是在病患部位上反复多次地浅刺，使局部出血，以促使（佐助）瘀肿消散。

操作方法：直入直出，刺入浅而出针快，连续分散浅刺，使之出血。

临床应用：用于痈肿、丹毒、外伤性瘀血疼痛等症。目前采用三棱针点刺出血治疗急性腰扭伤，小针刀之散刺、割治、挑刺、泻血都是本法的发展和运用。

表 2-5　《灵枢·官针》之 3 种"输刺"鉴别

刺法归类	刺法	适应证	针对范围
九刺	取病经的荥、输穴和相关背俞穴	五脏病	属于配穴方法
十二刺	直入直出，针入深而缓退之	热病	针对疾病性质
五刺	直入直出，深纳之至骨	骨痹	针对组织病变

二、《难经》论刺法

《难经》中《六十九难》到《八十一难》专论针刺方法，进一步丰富了《内经》的理论，对后世针灸学的发展有重要影响，对临床更是富有指导意义。

（一）强调押手的作用

《难经·七十八难》指出："知为针者信其左，不知为针者信其右。当刺之时，先以左手厌（压）按所针荥输之处，弹而努之，爪而下之，其气之来，如动脉之状，（右手）顺针而刺之。"指懂针术的人重视左手（押手）的作用，不懂针术的人才只信赖右手（刺手）

的作用。而且当进针的时候，一定要先用左手按压所要针刺穴位的所在处，通过弹、爪等法以宣导气行，使右手所持之针得以顺利刺入。

（二）刺法结合腧穴特性

《难经》将刺法与腧穴特性相结合，创立"补母泻子法"和"泻井刺荥法"。

1. 补母泻子法　《难经·六十四难》以五输穴配属五行：阴经为井木、荥火、输土、经金、合水；阳经为井金、荥水、输木、经火、合土。配十天干，则肺属辛金、大肠属庚金；肾属癸水，膀胱属壬水；肝属乙木，胆属甲木；心、心包属丁火，小肠、三焦属丙火；脾属己土、胃属戊土。按照五行相生关系，每条经各有一个"母穴"和一个"子穴"。《难经·六十九难》提出"虚则补其母，实则泻其子"的补泻法。如肺属金，肺虚可补其母穴输（土）穴太渊；肺实可泻其子穴合（水）穴尺泽。《难经·七十九难》举例说明："迎而夺之者，泻其子也；随而济之者，补其母也。假令心病，泻手心主输，是谓迎而夺之者也；补手心主井，是谓随而济之者也。"泻可取心包（火）经的输（土）穴大陵，补可取心包（火）经的井（木）穴中冲。

补母泻子法除用本经穴位外，也可应用相关经脉上的穴位。如肺虚可用脾（土）经穴位，或补脾经输（土）穴太白；肺实可用肾（水）经穴位，或泻肾经合（水）穴阴谷。

2. 泻井刺荥法　《难经·七十三难》："诸井者，肌肉浅薄，气少不足使之，刺之奈何？然：诸井者木也；荥者火也，火者木之子。当刺井者，以荥泻之。"实热证需泻井穴时，可以根据"实则泻其子"的原则，改以荥穴来代替。因为井穴在手足指（趾）端，此处皮肉浅薄，而气藏于皮肉之内，则气较为微小，不便使用针刺手法，所以说气少不足使也。如胃经实证当泻其井穴厉兑，可改用其荥穴内庭。

（三）刺法合于四时

1. 春夏刺浅，秋冬刺深　《难经·七十难》认为："春夏者，阳气在上，人气亦在上，故当浅取之；秋冬者，阳气在下，人气亦在下，故当深取之。"认为人的气血活动与季节有关。春夏季，自然界阳气向上，人体阳气也趋向浅层，所以针刺宜浅；秋冬季，自然界阳气向下，人体阳气也趋于深层，所以针刺宜深。"春夏温，必致一阴者，初下针，沉之至肾肝之部，得气，引持之，阴也。秋冬寒，必致一阳者，初纳针，浅而浮之至心肺之部，得气，推纳之，阳也。是谓春夏必致一阴，秋冬必致一阳。"意指春夏从深层（肝肾之部）引出阴气（一阴），秋冬则宜从浅层（心肺之部）纳入阳气（一阳）。

2. 春刺井，夏刺荥，季夏刺输，秋刺经，冬刺合　《难经·七十四难》："春刺井者，邪在肝；夏刺荥者，邪在心；季夏刺输者，邪在脾；秋刺经者，邪在肺；冬刺合者，邪在肾……四时有数，而并系于春夏秋冬者也。针之要妙，在于秋毫者也。"认为井、荥、输、经、合五输穴，是与季节相联系的，针刺时需加以注意。

（四）营卫补泻法

《难经·七十六难》说："当补之时，从卫取气；当泻之时，从营置气……营卫通行，此其要也。"《难经·七十八难》中更具体指出："得气，因推而纳之，是谓补；动而伸之，是谓泻。"就是说在进针得气后，将针推进下插为补法；将针动伸上提为泻法。因为补法为从卫分取气，由浅向深按插，是从卫分引气深入以纳之。泻法为从营分散气，由深向浅抽提，是从营分引气外出以散之。

三、《金针赋》论刺法

（一）单式手法

明·徐凤著《金针赋》，是在窦汉卿《针经指南》"十四字手法"的基础上，继承总结归纳为爪、切、摇、退、动、进、循、摄、搓、弹、盘、扪、按、提的"下针十四法"。"爪而切之，下针之法；摇而退之，出针之法；动而进之，催针之法；循而摄之，行气之法；搓则去痛，弹则补虚；肚腹盘旋，扪为穴闭；重沉豆许曰按，轻浮豆许曰提。一十四法，针要所备。"介绍如下。

1. **爪法**　是标记穴位，宣散气血使进针不痛的方法。

操作：用拇指揣摸到敏感点后，以拇指指甲掐切穴位处皮肤呈"十"字形。

2. **切法**　是以指甲在穴之周围掐切，重在宣散气血，减轻疼痛，不伤营卫的方法。

操作：用拇指或食、中指之指甲垂直在穴位周围掐切，一般在经络循行路线上掐切，掐切时用力均匀，如"刀切割之状"。

3. **摇法**　是摇动针柄以行气或出针泻实的方法。

操作：针刺入一定深度后，手持针柄，将针轻轻摇动。或边摇边退，使针孔扩大。（图2-24）

4. **退法**　是针刺从深部退至皮下出针的方法。

操作：将针由深出浅，退到浅部时略作停留，再出针。

5. **动法**　是留针时活动其针以增强针感，可以催气的方法。

操作：留针期间，活动其针。

6. **进法**　是入针之法，是由外至内，由浅入深，渐次而进，获取感应，使针下得气的方法。

操作：针体刺入穴位后先行针，如气不至则向深部进针，由浅入深以促使气至。进针宜捻转而进，或分部提插而进，气可速至。

7. **循法**　是循按经脉，激发经气，使气血往来的方法。

操作：用拇指或将二、三、四指指尖对齐（屈曲第一指关节），以指腹沿针刺穴位所属经脉循行路线，或穴位上下左右，轻轻循按或叩击。（图2-21）

8. **摄法**　是用爪甲掐切经脉，行气导滞的方法。

操作：用拇、食、中指指甲沿穴上下经脉进行提捏，促使经气沿经脉传导。

9. **搓法**　是将针如搓线状单向捻转，促进得气、行气与针下凉热的方法。

操作：毫针刺入后向一个方向转动，如搓线之状。从食指末节横纹开始，用拇指向前搓捻至食指端，反复搓捻，以针下沉紧有被肌肉缠着感为度。拇指向前搓为左、为内、为补；拇指向后搓为右、为外、为泻。

10. **弹法**　是留针时用手指弹动针柄，加强针刺感应的方法。

操作：拇、食指相交，用食指对准刺入穴内的针柄尾部轻轻弹击，使针体微微颤动。（图 2-23）

11. **盘法**　是将针作圆形盘转，以加强针感的方法。

操作：在腹部，将针身倾斜，与皮肤呈 40º 角，似推磨式作圆形盘转 3～5 周。（图 2-46）

12. **扪法**　是出针后用手指扪闭针孔的方法。

操作：出针后押手持消毒干棉球按压针孔。

13. **按法**　是按压穴位一方，闭气行气的方法。

操作：针刺得气后，欲使针感向下传，用押手按压针穴上方；欲使针感向上传，按压针穴下方；同时刺手捻针。

14. **提法**　是将针上提使针下感应减弱或消失的方法。

操作：用手捻针，将针慢慢上提少许。

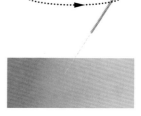

图 2-46　盘法

（二）复式手法

1. 飞经走气四法　《金针赋》说"若夫过关过节，催运气血，以飞经走气，其法有四""若关节阻涩，气不过者，以龙、虎、龟、凤通经接气大段之法驱而运之"。飞经走气四法，有促进针感通经过节、直达病所的作用，适用于经络气血阻滞，经气不能通关过节者。

（1）青龙摆尾：在穴位浅层摆动针柄以行气的复式手法。

原文："青龙摆尾，如扶船舵，不进不退，一左一右，慢慢拨动。"

操作：针尖朝病所斜向浅刺，或先深后浅，得气后抵住有针感处，手持针柄左右慢慢摆动（45º 角），好像手扶船舵或左或右以正航向一样，以推动经气向远端传导。（图 2-47）

（2）白虎摇头：在穴位深层左右摇动针身以行气的复式手法。

原文："白虎摇头，似手摇铃，退方（提插）进圆（捻转），兼之左右，摇而振之。"

操作：直刺进针至深层，得气后捻转提插，并将针快速左右摇动，再予上提，同时进行摇振，有如用手摇铃一般，可以推动经气向病所传导。（图 2-48）

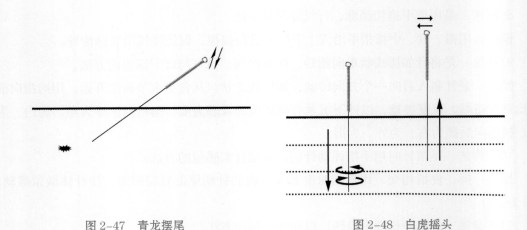

图 2-47　青龙摆尾　　　　　　　　　　图 2-48　白虎摇头

（3）苍龟探穴：将搜法和徐疾补法相结合的复式手法。

原文："苍龟探穴，如入土之象，一退三进，钻剔四方。"

操作：直刺进针得气后，从深层一次退至浅层皮下，然后调整针尖方向，上、下、左、右顺序斜刺进针，向每一方向针刺时都必须分浅、中、深3层缓慢搜寻针感，依上法反复行针，以获取最佳刺激量。（图 2-49）

（4）赤凤迎源：以飞法为特征的复式手法。因操作时犹如凤凰展翅飞旋之状，故又名凤凰展翅法。

原文："赤凤迎源，展翅之仪，入针至地，提针至天，候针自摇，复进其原（人部），上下左右（提插捻转），四周飞旋。"

操作：先将针直刺入深层（地部）；得气后上提至浅层（天部），候针自摇；再插入中层（人部），进行上下、左右的捻转、提插动作，手指一捻一放，形如赤凤展翅飞旋，有通行经气的作用。（图 2-50）

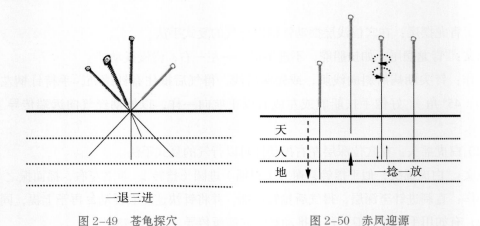

　　　　一退三进　　　　　　　　　　　　　

图 2-49　苍龟探穴　　　　　　　　图 2-50　赤凤迎源

2. 治病八法　治病八法是后世补泻手法中的主要内容。由于这些手法的操作步骤较多，所以对其中一些动作定出一定的次数，即分别以九或六作为基数，一般补法用九阳数，泻法用六阴数。补法用三九二十七，或七七四十九，或九九八十一数。泻法用三六一十八，或六六三十六，或八八六十四数。

（1）烧山火：（见模块二、项目五）。

（2）透天凉：（见模块二、项目五）。

（3）阳中隐阴：适用于先寒后热证。

原文："阳中之阴，先寒后热。浅而深，以九六之法，则先补后泻也。"

操作：阳中隐阴（阳中之阴）为先补后泻法。视穴位的可刺深度，分浅、深两层操作。先在浅层行补法，紧按慢提九数，再进入深层行泻法，紧提慢按六数。（图 2-51）

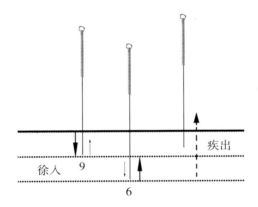

图 2-51　阳中隐阴

（4）阴中隐阳：本法适用于先热后寒证。

原文："阴中之阳，先热后寒。深而浅，以六九之方，则先泻后补也。"

操作：阴中隐阳（阴中之阳）与阳中隐阴相反，为先泻后补法。进针后先在深层行泻法，紧提慢按六数，再退到浅层行补法，紧按慢提九数。（图 2-52）

（5）子午捣臼：本法导引阴阳之气，补泻兼施，有消肿利水作用，可用于水肿、气胀等证。

原文："子午捣臼，水蛊膈气。落穴之后，调气均匀，针行上下，九入六出，左右转之，千遭自平。"

操作：子午捣臼是一种捻转提插相结合的针刺手法。子午，指左右捻转；捣臼，指上下提插。进针得气后，先紧按慢提九数，再紧提慢按六数，同时结合左右捻转，反复施行。（图 2-53）

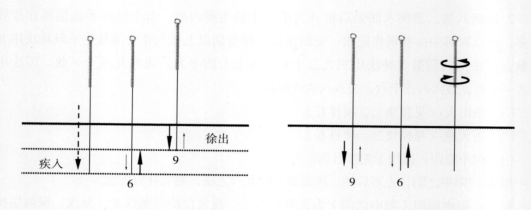

图 2-52 阴中隐阳   图 2-53 子午捣臼

（6）龙虎交战：本法适用痛证。

原文："龙虎交战，左捻九而右捻六，是亦住痛之针。"

操作：龙虎交战则通过左右反复交替捻转以镇痛。龙，指左转；虎，指右转；左转右转两法反复交替进行称"交战"。进针后先以左转为主，即大指向前用力捻转九数；再以右转为主，即大指向后用力捻转六数；如此反复施行多次，也可分浅、中、深3层重复进行。（图2-54）

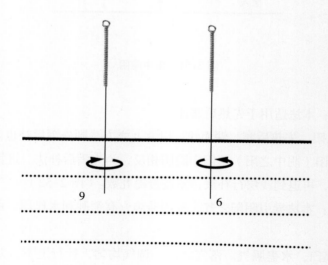

图 2-54 龙虎交战

（7）进气法与留气法：

原文："进气之决，腰背肘膝痛，浑身走注疼。刺九分，行九补，卧针五七吸，待气上行。"

操作：进针后刺入深层（九分）施行补法，如紧按慢提九数，然后将针卧倒，让患者吸气五七口，使针感上行。

本法适用腰背肘膝疼痛、游走性疼痛。

原文："留气之决，痃癖癥瘕，针刺七分，用纯阳，然后乃直插针，气来深刺，提针再停。"

操作：留气法由徐疾和提插法组合而成。进针后刺入中层（七分），施行补法，如紧按慢提九数，然后将针直插至深层，再提针回原处，使气留针下而消积聚。

本法适用积聚。

（8）抽添法：本法适用半身不遂等病证。

原文："抽添之诀，瘫痪疮癞。取其要穴，使九阳得气，提按搜寻，大要运气周遍，扶针直插，复向下纳，回阳倒阴。"

操作：抽，指上提法；添，指按纳。本法操作时要浅、深、上、下提插搜寻，一提再提，一按再按，所以用"抽添"为名。进针后先提插或捻转九数以促使得气，再向周围多向提插，然后再向下直刺按纳。

四、《针灸大成》论刺法

明代针灸学家杨继洲在家传《卫生针灸玄机秘要》的基础上，考诸典籍，荟萃历代刺法，融贯自己的医案和经验，撰成《针灸大成》10卷。该书取材广泛，内容详备，其中总结了历代手法，并有所发挥。现介绍如下。

（一）补泻手法

1. 补针要法与泻针要法　见于《针灸大成·经络迎随设为问答》中："补针之法，左手重切十字缝纹，右手持针于穴上，次令病人咳嗽一声，随咳进针，长呼气一口，刺入皮三分。针手经络者，效春夏停二十四息；针足经络者，效秋冬停三十六息。催气针沉，行九阳之数，撚九撅九，号曰天才。少停呼气二口，徐徐刺入肉三分，如前息数足，又觉针下沉涩，以生数行之，号曰人才。少停呼气三口，徐徐又插至筋骨之间三分，又如前息数足，复觉针下沉涩，再以生数行之，号曰地才。再推进一豆，谓之按，为截，为随之。此为极处，静以久留，却须退针至人部，又待气沉紧时，转针头向病所，自觉针下热，虚羸痒麻，病势各散。针下微沉后，转针头向上，插进针一豆许，动而停之，吸之乃去，徐入徐出，其穴急扪之。岐伯曰：下针贵迟，太急伤血；出针贵缓，太急伤气，正谓针之不伤于荣卫也。是则进退往来，飞经走气，尽于斯矣。"

"凡泻针之法，左手重切十字纵纹三次，右手持针于穴上，次令病人咳嗽一声，随咳进针，插入三分，刺入天部，少停直入地部，提退一豆，得气沉紧，搓捻不动，如前息数尽，行六阴之数，捻六撅六，吸气三口，回针提出至人部，号曰地才。又待气至针沉，如前息数足，以成数行之，吸气二口，回针提出至天部，号曰人才。又待气至针沉，如前息数足，以成数行之，吸气回针，提出至皮间，号曰天才，退针一豆，谓之提，为担，为迎也。此为极处，静以久留，仍推进人部，待针沉紧气至，转针头向病所，自觉针下冷，寒热痛痒，病势各退，针下微松，提针一豆许，摇而停之，呼之乃去，疾入徐出，其穴不闭也。"

根据以上的记述，可以看出：

（1）进、退针法：无论补法还是泻法，进针都应随咳进针入于皮下，以免损伤经气。补法分三部而进，先于浅层，次在中层，再至深层施行手法，依次徐徐而入；泻法则刺入皮下浅层稍作停留后，直接刺入深层，依次先于深层，次于中层，再至浅层施行手法，这样分三部依次徐徐而出。

（2）呼吸针法：补法随呼气推进，泻法随吸气退回。

（3）捻撅法：捻，捻转；撅，提插。参照杨氏其他手法，捻法，补可作左转，泻可作右转；撅法，补可用紧按慢提，泻可用紧提慢按。

（4）担截法：担，指提法、泻法；截，指按法、补法。杨氏将担截法解释为提法和按法。其法是当针分三部进入地部后，"再推进一豆，谓之按，为截，为随也"；当针分三部退出至天部（浅层）时，"退针一豆，谓之提，为担，为迎也"。

（5）阴阳数和生成数：补用九阳数或"生数"，泻用六阴数或"成数"。如《针灸大成·医案》曰："虞绍东翁患膈气之疾，形体羸瘦，药饵难愈，召予视之。六脉沉涩，须取膻中以调和其膈，再取气海以保养其源，元气充实，脉气自盛矣。后择时针上穴行六阴之数，下穴行九阳之数，各灸七壮；遂痊愈。"古代"河图"中将一、二、三、四、五称为"生数"，将六、七、八、九、十称为"成数"。《针灸大成·医案》曰："王缙公乃弟患心痛疾数载矣……而刺照海、列缺，灸心俞等穴。其针待气至，乃行生成之数而愈。"

2. "平补平泻"与"大补大泻" 杨继洲认为"刺有大小"，也就是将补泻分为大小。"有平补平泻，谓阴阳不平而后平也。阳下之曰补，阴上之曰泻，但得内外之气调则已。"意指对一些阴阳不平的病证，只要采用上提下插的补泻法达到气调即可，不需要大补大泻。有时古人也将不分补泻的针刺方法称为"平补平泻"，又称调和法。"有大补大泻，唯其阴阳俱有盛衰，纳针于天地部内俱补俱泻，必使经气内外相通，上下相接，盛气乃衰。"意指于浅（天）部、深（地）部，分部施行补法或泻法，以便"经气内外相通，上下相接"，如烧山火、透天凉等法均属此类。这一论述为杨继洲首创，以往对补泻法并无大小之分。

杨继洲所说"平补平泻"为小补小泻，补就是要引阳气深入，泻则是要引阴外出，以达到内外之气调和。大补、大泻须分天、地两部，或是天、地、人三部，对每部进行"紧按慢提"的补法或是"紧提慢按"的泻法。大小之分主要在于分层与否。由此看出"补法"有弱刺激，也有强刺激，"泻法"也一样。

（二）透穴针刺手法

透穴刺是采用不同的方向、角度和深度，以同一针作用于两个穴位来增加针刺的强度。有四肢内外侧或前后侧相对穴位的"直透"，各部上下方或前后方邻近穴位之间的"横透"，以及一穴透刺多穴的多向透等法。金元时期针灸学家窦汉卿在其所著《针经指南》中就有"一针两穴"的说法。王国瑞在其所著《玉龙歌》中说："偏正头风最难医，丝竹金针亦可施，沿皮向后透率谷，一针两穴世间稀。"采取从丝竹空向后沿皮肤透刺率谷的刺法来治疗偏头痛。杨继洲也擅用透穴法，并在所著《针灸大成》中以医疗实例加以补充和丰富，如风池透风府或合谷透劳宫治偏正头风；印堂透左右攒竹治小儿惊风；地仓透颊车或颊车透地仓治口眼㖞斜；头维透额角治头疼、眩晕；瞳子髎透鱼腰治目红肿痛；膝关透膝眼治膝肿痛；昆仑透太溪治腿足红肿；间使透支沟治疟疾；液门透阳池治手臂肿痛；列缺透太渊治风寒痰嗽等。采用透穴刺法可扩大刺激而以增强针刺的强度，或使针刺感应易于扩散传导。

复习思考

选择题（A1 型题，每小题有 A、B、C、D、E 5 个备选答案，请从中选一个最佳答案）

1. 取头、项、腰骶部、下肢后侧腧穴宜选哪种体位（ ）

    A. 仰卧位   B. 俯伏坐位   C. 侧卧位

    D. 仰靠坐位   E. 俯卧位

2. 针刺肌肉浅薄部位的腧穴，常用的进针法是（ ）

    A. 指切   B. 夹持   C. 舒张

    D. 提捏   E. 管针

3. 斜刺的角度应为（ ）

    A. 10°左右   B. 15°左右   C. 30°左右

    D. 45°左右   E. 60°左右

4. 下列哪项属行针基本手法（ ）

    A. 捻转法，震颤法   B. 提插法，弹针法   C. 震颤法，弹针法

    D. 提插法，刮柄法   E. 提插法，捻转法

5. 提插补泻中，补法的操作手法是（ ）

    A. 轻插重提，幅度小，频率快   B. 轻插重提，幅度小，频率慢

C. 重插轻提，幅度大，频率快　　　　　　　D. 重插轻提，幅度小，频率快

E. 重插轻提，幅度小，频率慢

6. 一般针刺何穴可能会伤及延髓，危及生命（　　　　）

A. 肩井、缺盆　　　　　B. 哑门、风府　　　　　C. 中极、关元

D. 期门、日月　　　　　E. 太渊、人迎

7. 以下何穴孕妇不宜针刺（　　　　）

A. 迎香　　　　　　　　B. 三阴交　　　　　　　C. 地仓

D. 足三里　　　　　　　E. 人中

8. 处理晕针患者，下列哪种方法错误（　　　　）

A. 立即出针　　　　　　B. 患者平卧　　　　　　C. 头部垫高

D. 松开衣带　　　　　　E. 轻者饮用温糖水

9. 断针最常发生的部位是（　　　　）

A. 针身　　　　　　　　B. 针柄　　　　　　　　C. 针尖

D. 针根　　　　　　　　E. 针尾

扫一扫，知答案

扫一扫，看课件

模 块 三

灸法

【学习目标】

1.掌握灸法的分类、操作和注意事项。

2.熟悉灸法的概念、特点、灸用的材料。

3.熟悉灸法的主治作用、适应范围以及灸感、灸量和灸法补泻。

考纲摘要

1.艾灸法：艾炷灸、艾条灸。

2.灸法的作用：温经散寒、扶阳固脱、消肿散结、防病保健。

3.灸法的适应范围：阴证、虚证、寒证。

4.施灸的顺序：先灸阳部，后灸阴部；先灸上部，后灸下部；壮数是先少后多，大小是先小后大。

5.灸法的补泻：以火补者，毋吹其火，须待自灭，即按其穴。以火泻者，速吹其火，开其穴也。

6.灸法的禁忌证：病情禁忌、部位禁忌、穴位禁忌。

7.施灸后的处理。

灸法是我国传统医学中的一朵奇葩，是刺法灸法学的重要组成部分，是人类最早用于治疗疾病的方法之一。

灸法是我国古代劳动人民在长期与疾病做斗争中不断总结、完善的经验结晶。其历史悠久，起源与人类学会使用火有着密切的关系。50万年前的猿人，已经开始用火，取火方法的掌握为灸法的产生创造了条件。

从湖南长沙马王堆汉墓出土的帛书《足臂十一脉灸经》和《阴阳十一脉灸经》中可知，灸法的产生应早于刺法。在春秋战国时期，灸法就已经相当盛行。随着社会的发展，灸法的技术水平在不断地提高。特别是在新中国成立后，灸法灸具均有了突飞猛进的发展。

项目一 灸法的概念和特点

一、灸法的概念

灸法，古代称之为灸焫（ruò），也称为灸疗法。灸在《说文解字》释为："灸，灼也，从火久声。"意为烧灼的意思。所以，原本的灸法是指：以点燃施灸材料，在体表腧穴或病变部位烧灼、温熨，借助温热的刺激作用防治疾病的一种方法。

随着社会不断发展，灸法无论在形式上还是在内容上都有了很大的拓展与充实。如今灸法的概念是指：运用产生高温、低温的手段及药物贴敷刺激发泡等方法，作用于人体的腧穴或病变部位，通过调整经络、脏腑功能，从而达到扶正祛邪以防治疾病的方法。

灸法使用的高温，通常是用点燃施灸材料的方法来获得，这也被称为火热灸法。古时所用的材料很多，目前多以艾为首选。目前临床上，有用电作为热源的电热灸；有用电激励二氧化碳气体分子，使其产生激光，用低功率的二氧化碳激光照射穴位，而产生热效应的光灸；也有利用红外材料作为辐射源，在腧穴上照射，使其产生温热效应。

灸法使用的低温，是运用现代的制冷技术来实现的，在临床上使用的有冷冻针灸治疗仪和电子穴位冷疗仪，也有用液氮冷冻穴位来治疗疾病的。

在灸法中，还有被称为"发泡灸""天灸""自灸"的方法，是将一些具有刺激性的药物，涂敷于穴位或患病局部的皮肤，敷药后可使皮肤充血、起泡，发泡部位形似火燎灼伤之灸疮，治疗作用亦与用火之灸法相同。为此古人把这类治疗方法也归为灸法之列。

二、灸法的特点

灸法与针刺法一样同属于中医外治法的范畴，具有操作简单、使用方便，经济价廉、取材容易，适应证广、疗效显著，安全可靠、毒副作用少的特点。

灸法不仅在治疗上具有独特而有效的治疗作用，适应于寒证、虚证、阴证、慢性病及阳气虚所致的虚寒证，而且在防病保健方面具有更为重要的应用与开发价值。灸法与针刺法相比，在防治疾病上，不仅各具特色，各有所长，而且在临床上常被医家同时并举，以达相辅相成、相互为用的目的，这已成为古今医家的共识。如《灵枢·官能》就有"针所不为，灸之所宜"的记载。《医学入门》有"凡药之不及，针之不到，必须灸之"的说法。

唐朝著名医家王焘在其《外台秘要》中称灸法为"要中之要，无过此术"。由此可见，灸法在中医治疗学上所占的地位何等重要。

三、施灸的材料

施灸所用的材料，可用者甚多，但古今均以艾为主，也有针对不同病情需要，选择其他施灸材料的。

1.艾　艾为菊科的多年生草本植物，自然生长于山野之中，我国各地均有生长，古时以蕲州（今湖北省蕲春县）产者为最佳，故有"蕲艾"闻名于世。

（1）艾叶的采收：在农历4～5月间，当艾叶茂盛花未开之时采收。采收时将艾叶摘下或连枝割下，晒干或阴干后备用。艾叶中纤维质较多，水分较少，同时还有许多可燃的有机物，是理想的施灸材料。

（2）艾绒的制作：施灸时所用的艾绒，是将采收的艾叶充分晒干后，放置于石臼或其他器械中，进行反复捣杵碾压，筛去杂梗和泥沙杂质，使之细碎如棉絮状，根据捣筛加工的程度不同，艾绒可分为若干等级。临床上，采用直接灸，一般选用细艾绒做成小艾炷施灸；若采用间接灸，则多选用粗艾绒做成大艾炷施灸。

（3）艾绒的选择：艾绒的质量，直接影响施灸的疗效。好的艾绒，无杂质，干燥，细柔棉软，便于搓捏成大小不同的艾炷。劣质艾绒，杂质多，不易被捏成团，燃烧时火力暴躁，易使人感觉灼痛，难以忍受，杂质多而粗大时，燃烧时常有爆裂，爆散的燃烧着的艾绒容易灼伤皮肤。

新产的艾绒含有较多挥发油，直接用新艾施灸，火力过强，易于伤人。存放久的艾绒，内含的挥发油消失殆尽，则灸火之力愈加柔和，更适合对人体施灸，用此施灸效力大，疗效好。《孟子·离娄》有"七年之病，求三年之艾"之说。《本草纲目》说："凡用艾叶，须用陈久者，制令细软，谓之熟艾，若生艾灸之，则易伤人肌脉。"故以存放陈久的艾绒为上品。

（4）艾绒的保存：艾绒易于吸水，保存不善，易于受潮霉烂生虫，影响燃烧。特别是在我国的南方，平时应将艾绒保存于干燥之处，或存放于密闭干燥的容器内，当天气晴朗时，可对艾绒进行反复地曝晒，以防潮湿、霉变和生虫。

（5）艾叶的药理作用：《本草纲目》记载"艾叶能灸百病"；《本草从新》曰"艾叶苦辛，生温，熟热，纯阳之性，能回垂绝之阳，通十二经，走三阴，理气血，逐寒湿，暖子宫，止诸血，温中开郁，调经安胎……以之灸火，能透诸经而除百病"。艾叶具有温经散寒、扶阳固脱、消瘀散结、防病保健的作用。

2.其他施灸材料　灸法除以艾叶作为主要材料外，火热灸还有用灯心草、桑枝、桃枝、黄蜡、硫黄、竹茹、麻叶、烟叶、药锭、药捻等作为施灸材料的。非火热灸有用毛茛、斑蝥、白芥子、旱莲草、甘遂、蓖麻子等作为施灸材料。

项目二　灸法的分类和操作

根据刺激的温度、施灸的材料和操作方式的不同，灸法可以分为火热灸法、冷冻灸法和其他灸法三大类，但临床上以火热灸法中的艾灸法及其他灸法最为常用，故本章仅介绍艾灸法及其他灸法中的相关内容，冷冻灸法本章不作介绍。

一、艾灸法

在明代以前古代医籍中的灸法多是指艾灸法。艾灸治疗疾病历史悠久。艾灸的方法形式多样，因其简便易行，疗效显著，自古以来，备受众多医家的推崇。艾灸法又分为艾炷灸、艾条灸、温针灸和温灸器灸。

（一）艾炷灸

艾炷，是用艾绒制作成的艾团，现在常选用圆锥形，大小规格可根据临床使用的实际需要，通常可分为大、中、小3类，大艾炷高约1cm，艾炷底的直径也约为1cm；中艾炷约为大艾炷的一半；小艾炷的直径约为0.3cm，如麦粒大小。（图3-1）

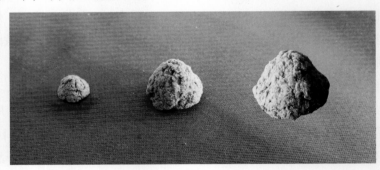

图3-1　艾炷

艾炷灸，是将艾炷置于施术的部位点燃而用于治疗疾病的方法。艾炷在使用时以"壮"计数，如点燃一个艾炷，称为一壮。

艾炷的制作有手工制作与艾炷器制作两种方法。一是手工制作法：即选择适量的艾绒，将其制成艾团，放于平板或手掌之中，用拇、食、中3指边捏边旋转边向底面用力，将艾团捏成上尖下平的圆锥体。要求艾炷紧实，能平稳放置；二是艾炷器制作法：即艾炷器是在一金属板上制成若干锥形空洞，洞底部留一小孔，将艾绒放入艾炷器空洞中，用与圆锥体大小相适应的金属圆棒，直插孔内紧紧旋压艾团，使艾团定型，倒出即成圆锥形艾炷。

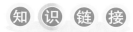

四指制作艾炷：取适量艾绒，以左手食指指腹为底，左手拇指与右手拇、食指3指边捏边旋转，3指适度向左食指指腹用力，左食指亦稍用力托住艾炷底部，将艾绒捏成底平上尖的圆锥形。此种方法制作出的艾炷紧实耐用，不易松散。

艾炷灸的方法，根据艾炷是否直接接触患者的皮肤，又可分为直接灸、间接灸两种。

1. 直接灸 直接灸，又称为着肤灸，是将艾炷直接放置于施灸的腧穴或病变部位的皮肤上，点燃艾炷，进行烧灼治疗的一种方法。直接灸法根据灸后有无化脓，是否形成瘢痕，又可分为瘢痕灸和无瘢痕灸。（图3-2）

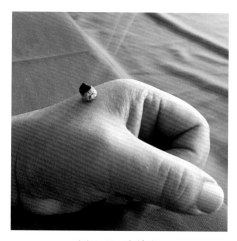

图 3-2 直接灸

（1）瘢痕灸：瘢痕灸又称为化脓灸。施灸前在施灸处涂以少许的大蒜汁，以增强黏附和刺激作用，然后将大小适宜的艾炷直接放置在所选穴位皮肤上进行灸治，每个艾炷必须燃尽方可易炷再灸，直至灸完规定的壮数。当艾炷燃烧过半时，灸穴疼痛灼热，患者往往不能忍受，此时，可用手拍打穴处周围，或在其附近抓挠，或拍打身体其他部位，以分散其注意力，从而减轻疼痛。一般只有在第一壮时最痛，以后各壮就可忍受了。

灸满壮数后，可在所灸穴位上敷贴膏药，可每天换贴1次。或揩尽灰烬，用干敷料覆盖，不用任何药物。待5～7天后，所灸穴处逐渐出现无菌性化脓现象，有少量分泌物，可隔1～2天更换干敷料或贴新的膏药。疮面宜用盐水棉球揩净，避免污染，防止并发其他炎症。正常的无菌性化脓，脓色较淡，多为白色。若感染细菌而化脓，则脓色黄绿。经30～40天，灸疮结痂脱落，局部可留有瘢痕。如灸疮干燥，无分泌物渗出，古人称为

"灸疮不发"，往往不易收效。可多吃一些营养丰富的食物，或服补气养血药物，以促使灸疮的正常透发，提高疗效。也有在原处再加艾炷数壮施灸以促使灸疮发作的。

瘢痕灸法历史悠久，盛行于晋唐时期，由于瘢痕灸在治疗急难重证时，具有十分明显的优势，故深受历代医家的青睐。《针灸资生经》载："凡着艾得灸疮，所患即瘥，若不发，其病不愈。"《针灸易学》曰："灸疮必发，去病如把抓。"由此可见，瘢痕灸灸疮的发与不发是取效的关键。

（2）无瘢痕灸：无瘢痕灸又称之为"非化脓灸"。施灸前在施灸处涂以少许的凡士林，以增强黏附作用，然后将大小适宜的艾炷直接放置在所选穴位皮肤上进行灸治，当艾炷燃烧至患者感到灼痛时，即可易炷再灸，直至燃完规定的壮数为止。以局部皮肤出现红晕而不起泡为度。偶发小水泡，但不出现化脓，无须处理。灸后不留瘢痕是其关键所在。无瘢痕灸在临床上的适应证非常广泛，凡是灸法的适应证均可用此方法，特别是对年迈体弱、儿童尤为适用。

2. 间接灸　间接灸，又称隔物灸、间隔灸。是用物品将艾炷与施灸处的皮肤隔开施以艾炷灸的一种方法（图3-3）。古时所用的物品很多，现在多用中药。因这种方法具有艾灸与药物的双重作用，疗效特殊，加之隔衬药物后，艾火力度更为温和，故医者乐于选择，患者易于接受。根据所用隔衬药物的不同，而有多种不同的名称，现将常用的几种介绍如下：

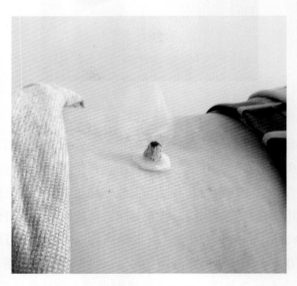

图3-3　隔物灸

（1）隔姜灸：选择新鲜的老姜，将其切成2～3mm的薄片，用针在姜片中间的部位扎孔数个，在姜片上安放艾炷，置于施灸穴位上，点燃艾炷施灸。若患者有灼痛感，当不可忍受时，可将姜片向上提起，使之离开皮肤片刻，旋即放下，再行灸治，反复进行。或缓慢移动姜片，以分散痛感。施灸以局部皮肤红润为度。一般每次施灸 5 ～ 7 壮，但对久病顽疾则可多灸，不可拘泥于壮数。此法具有温中散寒、解表止呕、温经通络的作用，适用于治疗外感风寒的表证和虚寒性疾病，如感冒、呕吐、腹痛、泄泻、遗精、阳痿、早泄、不孕、痛经、面瘫及风寒湿痹等病证。

（2）隔蒜灸：隔蒜灸有隔蒜片灸和隔蒜泥灸两种。

①隔蒜片灸：是取新鲜独头大蒜，将其切成 2 ～ 3mm 的薄片，用针在蒜片中间的部位扎孔数个，在蒜片上安放艾炷，置于施灸穴位上，点燃艾炷施灸。施灸方法与隔姜灸相同。

②隔蒜泥灸：取新鲜大蒜适量，捣成泥，摊成 2 ～ 3mm 的薄饼状，蒜泥的面积可大可小，可长可短，具体可根据病情和治疗需要进行选择。蒜泥饼上放置艾炷，其施灸方法与隔姜灸相同。隔蒜泥灸时，为防止过烫，可在蒜泥下放置一块纱布，过烫时将纱布提起，离开皮肤；或拉动纱布做缓慢移动，以分散痛感或及时将艾炷移开蒜泥，以免烫伤。大蒜对皮肤有刺激作用，施灸后易起泡，应特别注意防护。此法具有解毒杀虫、消肿散结、抗痨止痛的作用，适用于治疗肺痨、腹中积块、未溃疮疡及蛇蝎毒虫所伤病证，如痈、疽、疮、疖之未溃者，急性淋巴管炎、疣、腹中积块、肺痨及虫蛇所伤等病证。

此外，临床上尚有一种自大椎穴起至腰俞穴铺敷蒜泥，上置艾炷施灸的方法，称为铺灸法（又名长蛇灸），民间用于治疗虚劳、顽痹等病证。

（3）隔盐灸：令患者取仰卧位，暴露肚脐，将纯净干燥的食盐放入脐中，填平肚脐。如患者肚脐凸起或凹陷不明显，可在脐周用湿面围成一圈，再填入食盐。然后在盐上放置大艾炷施灸。当患者稍感灼痛时，即更换艾炷。为了避免食盐受火爆裂烫伤患者，也可先在盐上放置姜片，将艾炷与食盐隔开，再行施灸，待患者稍有灼痛感时，可将姜片提起片刻，待盐中余热略有下降时，再将姜片放回，如此往复，直至燃完一炷。一般可灸 3 ～ 7 壮。急重病证可重灸、多灸，不必拘泥壮数，以脉起、体温回升、症状改善为度。此法具有回阳救逆、散寒固脱的作用，适用于急性腹痛、吐泻、痢疾、四肢厥冷和虚脱等病证。

隔盐灸亦可与其他药物配合使用，如先在脐中填入其他药物（药膏或药末），再覆盖食盐，然后再放置艾炷施灸，这样药物与隔盐灸的作用相结合，扩大了临床应用的范围。

（4）隔附子灸：有隔附子片灸和附子饼灸两种。

①隔附片灸：将附子用水浸透后，将其切成 2 ～ 3mm 的薄片，在薄片的中间部位用针扎数个小孔，放上艾炷，把附子片放置于施灸部位，施灸方法同隔姜灸。

②隔附子饼灸：将生附子切细研末，用黄酒调和，使之稀稠软硬适宜，做大小适度，厚 3 ～ 4mm 的小饼，在饼的中间部位用针扎数个小孔，置于穴位上或患处，再安放艾炷点燃施灸。若附子片或附子饼被灸干烧焦，可更换新的附片或药饼后再灸，直至局部肌肤

出现红晕为度。一般日灸 1 次。隔附子灸具有温肾壮阳的作用，适用于因命门火衰而致的阳虚诸证，如阳痿、早泄、遗精、疮疡久溃不敛等病证。

隔附子饼灸亦可与其他药物配合使用，如按一定的比例加入丁香、肉桂等药物，可以扩大和增强其治疗作用。

除上述介绍的隔物灸之外，还有隔葱灸、隔豆豉饼灸、隔黄土灸、隔面饼灸、隔胡椒灸、隔醋灸、隔碗灸、隔巴豆灸、隔橘子皮灸等，这些方法各有所长。

（二）艾条灸　又称为艾卷灸，是指用纸包裹艾绒，卷成圆筒状，一端点燃后，在穴位或病所熏灼的一种灸治方法。艾条分为纯艾条和药物艾条两类。纯艾条又称为清艾条，是用单纯的艾绒卷制而成。药物艾条又称为药艾条，是指在艾绒中加入药末后卷制而成。因药物处方不同，其名称也不同，如雷火针、太乙针、百发神针等。近来也有无烟艾条用于临床。因艾条使用方便，不起泡，无灸疮，痛苦少，医患均可使用，故广受欢迎。

艾条的制作：通常临床上使用的纯艾条或药艾条均由厂家生产，其规格是统一的，一般长 20cm，直径 1.5cm，只有在特定的情景下或有特殊的需要才自己动手制作艾条。

纯艾条的制作是选取上好的陈久艾绒 24g，平铺在 26cm 见方、质地柔软疏松而又坚韧的细棉纸上，将其卷成直径约 1.5cm 的圆柱形艾条，越紧越好，用胶水或糨糊封口，阴凉处存放备用。

药艾条的制作是选取肉桂、干姜、木香、独活、细辛、白芷、雄黄、苍术、没药、乳香、川椒各等份，研成细末。依据纯艾条的制作方法，每支艾条取上述药末 6g，将其混入艾绒中，其余制法同纯艾条。此外，因在制作时采用不同的药物配方，不同的卷制材质及不同的长短粗细规格，就有了不同名称的药艾条，如太乙针、雷火针等。

艾条灸依据其操作方式的不同，可分为悬起灸、实按灸两类。

1. 悬起灸　悬起灸是指将艾条与施灸处皮肤保持一定的距离，进行灸治的一类方法。这是艾条灸在临床上最常用的一种灸法。根据其操作方式的不同，悬起灸又可分为温和灸、回旋灸、雀啄灸 3 种。

（1）温和灸：将艾条点燃后，对准施灸的部位，使之与皮肤保持一定的距离，固定不移地进行熏烤，以患者局部有温热感而无灼痛为宜，一般每穴灸 10～15 分钟，至皮肤红晕为度（图 3-4）。如在胸腹四肢部施灸时，可交由患者自行灸治。如遇到昏厥或局部知觉减退的患者及小儿时，医者可将辅助之手的食指与中指分开，置于施灸部位两侧，以此来测知患者局部受热程度，以便随时调节施灸距离，防止烫伤。临床上温和灸的应用范围非常广泛，但因其艾灸的火力不足，故不宜用于急重病证或慢性病证的急性发作。

（2）回旋灸：将艾条点燃后，对准施灸的部位，使之与皮肤保持一定的距离，在施灸部位的上方做左右往返的平行移动或反复旋转的施灸，以皮肤有温热感而不产生灼痛为宜（图 3-5）。一般每次可灸 10～15 分钟。本法适宜于治疗风寒湿痹及瘫痪、神经性皮炎等病损表浅而面积较大者。

（3）雀啄灸：将点燃的艾条对准施灸处，艾条一起一落，时近时远上下移动，状如鸟雀啄食（图3-6）。本法有较强的温热刺激作用，一般每穴施灸5～10分钟。多用于昏厥急救、小儿疾患、急性疼痛等病证。

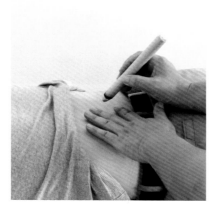

图3-4　温和灸

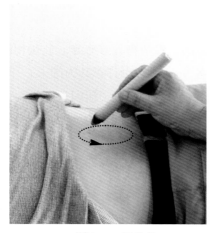

图3-5　回旋灸

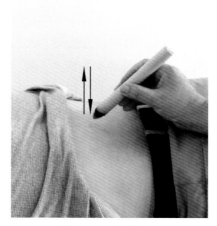

图3-6　雀啄灸

2.实按灸　实按灸是传统的艾条灸的方法之一。选用药艾条在施灸处铺垫数层布或纸，点燃艾条后趁热按压于布或纸上，稍停1～2秒后将艾条移开，反复多次，使热力透达皮肤组织深部（图3-7）。若艾火熄灭，可再点再按，每次每穴约按灸5～7下，至皮肤红晕为度。或者用布或纸数层包裹艾火，熨烫穴位或患处，操作方法与上法相同。

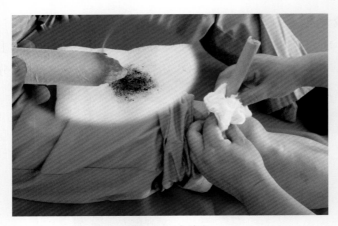

图 3-7　实按灸

（1）太乙针灸：用纯净细软的艾绒 150g 平铺在 40cm 见方的桑皮纸上。将人参 125g，穿山甲 250g，山羊血 90g，千年健 500g，钻地风 300g，肉桂 500g，小茴香 500g，苍术 500g，甘草 1000g，防风 2000g，麝香少许，共为细末，取药末 24g 掺入艾绒内，紧卷成爆竹状，外用鸡蛋清封固，阴干后备用。

施灸时，将太乙针的一端点燃，用布 7 层包裹其烧着的一端，立即紧按于应灸的腧穴或患处，进行灸熨，若冷则再燃再熨。如此反复灸熨 7～10 次为度。此法治疗风寒湿痹、肢体顽麻、痿弱无力、半身不遂等均有效。

（2）雷火针灸：其制作方法与"太乙针灸"相同，仅药物处方有异。此法用纯净细软的艾绒 125g，沉香、乳香、羌活、干姜、穿山甲各 9g，麝香少许，共为细末。

施灸方法与"太乙针灸"相同。《针灸大成·雷火针法》载："治闪挫诸骨间痛及寒湿气痛而畏刺者。"临床上除治上证外，大体与"太乙针灸"主治相同。

（三）温针灸

温针灸是将针刺与艾灸相结合的一种治疗方法，适用于既需要留针又需要艾灸治疗的病证，如寒湿痹痛。其操作方法是：将毫针刺入腧穴一定深度后，在得气的基础上施行补泻手法后，将一团纯净细软的艾绒缠捏在针柄上或截取一段长 1～2cm 的艾条，插在针柄上，点燃后施灸（图 3-8）。待艾绒或艾条烧完后除去灰烬，将针取出。此法针灸并举，简便易行，深受欢迎。

（四）温灸器灸

温灸器是专门用于施灸的器具。用温灸器施灸的方法称为温灸器灸法。温灸器的样式很多，目前临床常用的温灸器有温灸架、温灸筒、温灸盒。（图 3-9、3-10、3-11）

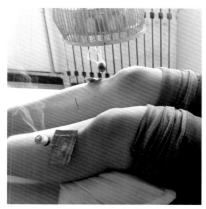

图 3-8　温针灸

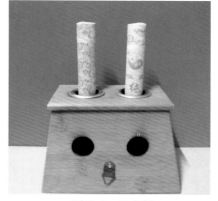

图 3-9　温灸架

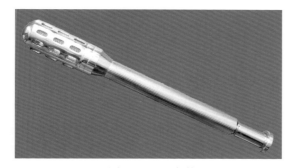

图 3-10　温灸筒

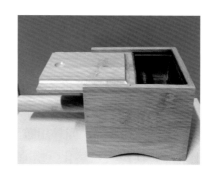

图 3-11　温灸盒

1. 温灸架灸　温灸架是用来支撑、固定艾灸的，因无须用手持，故可用于艾条的温和灸。其操作方法是：将艾条点燃后，插入灸架的顶孔中，对准穴位，并用橡皮带固定左右底袢，使灸架与皮肤垂直。（图 3-9）

2. 温灸筒与温灸盒灸　温灸筒与温灸盒其内部结构原理大体相同，它们是用来盛放艾绒进行灸治的。施灸时，将艾绒放入盒内，然后点燃艾绒，盖好盖子，即可对患处进行熏烤治疗（图 3-10 和图 3-11）。通常此法可用于灸治较大面积的部位，如腰部和腹部的病证。

二、其他灸法

其他灸法较多，下面主要介绍几种常用的灸法。

1. 灯火灸　灯火灸又称灯草灸、爆灯火、打灯火，也称神灯照。操作方法是：取一长 10～15cm 的灯心草，用一端蘸麻油或其他植物油，浸渍长约 3cm，点燃后将其对准穴位，迅速接触皮肤，随可听到清脆"叭"的声音后，快速将灯心草移去，如无爆焠之声则可重复一次（图 3-12）。此法主要用于治疗小儿疳腮、喉蛾、吐泻、麻疹、惊风等病证。

《幼幼集成》称其为"幼科第一捷法"。灸后局部应保持清洁，防止感染。

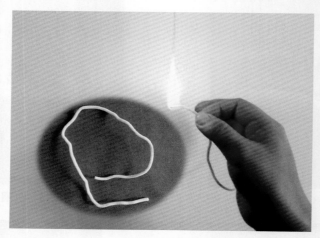

图 3-12　灯火灸

2. 黄蜡灸　黄蜡灸是将黄蜡烤热熔化，用来施灸的方法。本法最早见于《肘后备急方》治疗狂犬咬伤。后世多用于治疗痈疽、疔疮诸证。其方法是先用湿面粉沿着病损的根部围成一圈，高约 3cm，圈外用布围数层，圈内铺切碎的蜡屑 1～1.5cm 厚，随用一热源在蜡上烘烤，使蜡受热熔化。蜡凉凝结后，再添蜡屑烘烤灸治，反复操作至填满面圈为止。灸完在蜡上喷冷水少许，凉后起蜡。此法有拔毒消肿的作用。现在灸材上有用蜂蜡、石蜡的，也有在蜡中加入不同药物者，扩大了其应用范围，提高了疗效。

3. 电热灸　电热灸是以电为热源的一种灸治方法。随着生产厂家对电灸仪的不断改进、完善，目前市面上的电灸仪种类较多，应用较广的是仿真灸疗仪。它是根据传统艾灸燃烧时产生的热辐射光谱，运用现代仿真技术进行模拟，其特点是无污染，无损伤，便于操作，深受欢迎。（图 3-13）

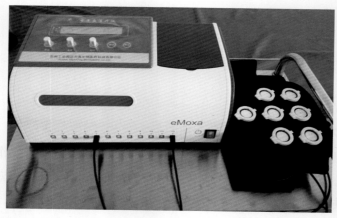

图 3-13　灸疗仪

除此之外，还有一种将中药与电热效应相结合的风灸仪，它是利用电产生热，将中药以热药风的形式直接作用于患处。此法将药与灸相结合，充分发挥了温经散寒、疏经通络、活血化瘀、消炎止痛、扶正祛邪的功效。具体操作需严格按照仪器使用说明书进行，注意用电安全，防止烫伤。

4.发泡灸　发泡灸又称天灸、药物灸，是指用具有刺激性的药物涂抹或贴敷于穴位或患处，使局部充血、起泡的一种治疗方法。发泡灸与穴位贴敷疗法的区别在于，后者不使局部皮肤充血起泡。临床上常用的发泡药物有白芥子、斑蝥、天南星、大蒜等。操作方法：将药物粉碎，调制如泥状，做成硬币大小厚薄的小饼，贴敷于穴上，外覆胶布或敷料，以固定或防止污染衣物。贴敷1～3小时后，局部会发痒、发红、疼痛，以皮肤起泡为度，除去药物。如水泡较大，可用消毒针将泡中水液放出，再用甲紫药水涂抹，覆盖消毒敷料，以防止感染。临床上所选药物不同，功效也有所不同，如白芥子发泡灸，主要用于治疗哮喘；斑蝥灸，主要用于治疗癣痒。

项目三　灸法的作用及适用范围

一、灸法的作用

1.温经散寒　人体的正常生理活动有赖于气血的濡养。气血相互为用，运行如常，则病不能成。气血的运行有遇寒则凝、得温而行的特点。当寒邪袭来，气收血涩，百病始生。艾灸对经络腧穴的温热刺激，起到通行气血、温经散寒的作用。《素问·异法方宜论》云："脏寒生满病，其治宜灸焫。"说明艾灸对因寒邪所致的各种病证具有十分显著的疗效。常用于治疗风寒湿痹、痛经、经闭、腹痛、泄泻诸证。

2.扶阳固脱　阳气是人体一生之根本。阳气主人之气化和温煦，阳气气化而生热，阳气多则生热多，阳气少则产热少。血与津液有赖阳气温煦而运行输布，经络脏腑组织器官的生理功能，需要阳气的温煦推动。阳气主固摄人体一身之精血津液，阳气足则精血津液各行其道，无所丢失。《本草从新》曰："艾叶苦辛，生温熟热，纯阳之性，能回垂绝之阳。"《扁鹊心书》曰："真气虚则人病，真气脱则人死，保命之法，灼艾第一。"可见艾灸有助扶阳固脱之功。临床上主要用于治疗久泄、久痢、遗尿、遗精、阳痿、早泄、大汗淋漓、四肢厥冷、脉微欲绝，脱肛、崩漏、内脏下垂等病证。

3.消瘀散结　气血是人体一身之基，气为血帅，血为气母。气行则血行，气涩则血凝。各脏腑经脉中运行的营血、津液，需要气的推动，当气的推动作用减弱时，人体就会出现营血、津液生成不足与运行迟缓，局部会产生瘀滞结节。艾灸能使气血运行通畅，故瘀结自散。临床上常用于治疗瘰疬、瘿瘤、痈疽初起未化脓者、疮疡溃后久不收口者等病证。

4. 防病保健 灸法用于防病保健历史悠久，古代医家早就提出了"防病于未然"及"治未病"的学术思想。古代文献中关于用艾灸防病保健的记载很多。如《医说·针灸》有"若要安，三里莫要干"的说法。《备急千金要方·针灸上》云："凡人吴蜀地游宦，体上常须两三处灸之，勿令疮暂瘥，则瘴疠、温疟毒气不能著人也。"《扁鹊心书·须识扶阳》说："人于无病时，常灸关元、气海、命门、中脘，虽未得长生，亦可保百年寿也。"这些均说明无病施灸可以激发人体的正气，增强人体的抗病能力，使人健康长寿。

二、灸法的适用范围

灸法治病的历史悠久，临床应用十分广泛，涉及内、外、妇、儿各科，临床上主要用于治疗寒证、虚证、阴证为主。如风寒湿痹、痛经、经闭、腹痛、泄泻、瘰疬、瘿瘤、痈疮、久泄、久痢、遗尿、遗精、阳痿、早泄、大汗淋漓、四肢厥冷、脉微欲绝、脱肛、崩漏、内脏下垂等病证。

项目四 灸法的临床应用

一、施灸的顺序与补泻

1. 施灸的顺序 灸法的操作与其他操作一样，都必须遵守其操作规程。灸法的操作顺序古人早有论述。《备急千金要方·针灸上》曰："凡灸当先阳后阴。"《黄帝明堂灸经》说："先灸上，后灸下；先灸少，后灸多。"这是说施灸时应先灸人之阳经，后灸阴经；先灸人体的阳面，后灸阴面；先灸人体的上部，后灸下部。艾炷的大小，应由小艾炷开始，逐渐增至大艾炷；施灸的壮数，应先由几壮开始，逐步增加施灸的壮数，甚至上百壮。这是施灸顺序的一般性规律。在临床上对特殊的病例，可根据辨证的结果，做出符合病情治疗需要的选择。

2. 施灸的补泻 灸法既可用于补虚，又可用于泻实，它具有双重调节作用。为使灸法在治疗过程中产生预期的补泻效应，我们必须在正确辨证的基础上确定治疗方案，经过寻经选穴，选择治疗方法，实施补泻。

灸法补泻的具体操作方法，早在《灵枢·背腧》中就有记载："以火补者，毋吹其火，须自灭也。以火泻者，疾吹其火，传其艾，须其火灭也。"说明施灸的补法是在点燃艾炷后，不吹艾火，等待其徐徐燃烧，自然熄灭，这样艾火力微而温和徐缓，能够发挥艾灸温经散寒、扶阳固脱的温补作用。施灸的泻法是点燃艾炷后，以口速吹旺艾火，加速燃烧，使之快速熄灭，这样艾火力猛，刺激强度大，作用时间短。当患者感到局部灼痛难忍时，即可迅速更换艾炷再灸，以促使消散邪气、化解瘀结。

在实施艾灸补泻时，除应注意其具体的操作方法外，还应结合临床灸治的部位、穴性、患者的体质及年龄等诸多情况，灵活运用。此外，艾灸的补泻效应尚与艾炷的大小、施灸的壮数都有一定的关系。

二、灸法的量学要素

灸法是一种重要的外治法，刺激量的大小直接影响疗效。灸法的量学要素是指与灸法刺激量及效应密切相关的量学因素，包括施灸时的刺激时间、施灸的方式、艾炷的大小、壮数的多少以及与皮肤的距离等。掌握适宜的灸量，对提高疗效、防止不良反应和医疗事故的发生具有十分重要的意义。临床上决定灸量的影响因素：

1. 环境因素　天时与地理是影响灸量的一个重要外在因素，如北方、冬季灸量宜大；南方、夏日灸量宜小。

2. 年龄、体质、性别　不同的年龄、体质、性别，其阴阳气血的盛衰及对艾灸的耐受性、敏感性各有不同。青壮年灸量宜大，儿童、老人灸量宜小；体质强壮的男性灸量宜大，体质弱的女性灸量宜小。

3. 病情、病性　大病痼疾，适宜多灸重灸；急证重病，适宜多灸重灸。新患病在表浅者，灸量宜小，灸法宜轻；久病大病之后，灸量宜小，但须持之以恒，坚持日久。

4. 施灸部位　施灸的部位和所选择的腧穴不同，灸量也应有所区别。皮肉浅薄之处，灸量宜小；皮厚肉多之处，灸量宜大。灸治处方中，主穴灸量宜大，配穴灸量宜小。

5. 艾炷大小　从艾炷的大小讲，艾炷大则灸量大，艾炷小则灸量小。另一方面，艾炷大而灸的壮数少则灸量相对小，艾炷小而灸的壮数多则灸量相对大。同样大小的艾炷隔物之后灸量就会减小。总之，在施灸时可以通过选择艾炷的大小和壮数控制灸量。

6. 患者的敏感性　个体的差异是一种客观存在。不同的人对艾灸灼烤产生的感觉反应是不同的，有人敏感，有人迟钝，有人只在局部产生温热灼痛感，有人灸时即有感传产生，也有人会有其他知觉的改变，如口中产生异味。临床上可根据患者自我感觉的口述作为施灸的依据来控制。

7. 施灸的次数　施灸的次数可分为两个层次。其一：施灸的壮数确定，一次连续灸完，其间无停顿，称为顿灸。同样的施灸壮数，分次灸完，称为报灸。采取报灸方式可以有效地控制灸量。再者，灸治疗程的长短也是影响灸量的一个重要方面，病重灸治疗程短，疾病不能完全治愈；病轻灸治疗程长，患者冤受其苦，甚至会导致不应有的伤害。

总之，在具体操作中，灸量的确定需要结合诸方面的因素综合考虑，切不可机械行事，按图索骥。

三、灸法的禁忌证

灸法是临床上运用非常广泛的一种治疗方法，但也有一些病证不适宜使用。

1. 高热、抽搐、极度衰竭、大量咯吐血者不宜采用灸治。

2. 灸治禁忌的部位可分为两个层次。一是暴露于外的部位或重要脏器、器官附近，如颜面、手脚、虚里、乳头、阴器、大血管等。既不能影响美观，又不能影响重要脏器、器官的功能。二是在古代文献中记载有几十个禁灸的穴位，从目前临床实践来看，其中许多穴位没有禁灸的必要，但也有一些穴位必须引起我们高度的重视。

3. 对妊娠妇女的腰骶和腹部不宜施灸；对醉酒、过饱、过饥、过渴、过劳、大惊、大恐、大怒者不宜施灸；对艾灸过敏者，不宜施灸。

四、灸法的注意事项

1. 医者施灸，要严肃认真，专心致志。灸前要向患者讲解相关情况，消除恐惧心理，如实施瘢痕灸前，必须履行告知义务，并征得患者书面同意。

2. 灸治所需时间较长，应选择既方便医生操作，又使患者舒适的体位。

3. 谨防晕灸现象出现，一旦出现，应立即进行及时有效的救治。

4. 注意用火安全，施灸过程中谨防艾火烧坏衣物，烫伤患者。

5. 保持室内空气通畅、清新。

6. 如灸疮干燥，无分泌物渗出，古人称为"灸疮不发"，往往不易收效。可多吃一些营养丰富的食物，或服补气养血药物，以促使灸疮的正常透发，提高疗效。也有在原处再增加艾炷数壮施灸以促使灸疮发作的做法。

7. 直接灸法须注意体位平直舒适，灸后不可马上饮茶，恐解火气。忌生冷瓜果。尤忌大怒、大劳、大饥、大倦、受热、冒寒。

五、灸后的处理

正常地实施无瘢痕灸、艾条悬起灸、温针灸后不需做特别的护理。如因施灸过量，局部皮肤出现小水泡，且没有破损者，可任由其自然吸收；如水泡较大，可用消毒的毫针将水泡刺破，放出积液，再以甲紫涂之。瘢痕灸的护理应按相关要求进行，要格外注意保持灸疮的清洁，以防杂菌感染。

附：热敏灸

热敏灸为采用点燃的艾材产生的艾热悬灸热敏态穴位，激发热敏灸感和经气传导，并

施以个体化的饱和消敏灸量，从而能大幅度提高艾灸疗效的一种新疗法。（图 3-14）

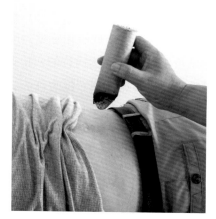

图 3-14 热敏灸

机体在疾病状态下，体表相关部位会出现病理反应，这种病理反应伴随疾病的发生而产生，随病情的改善而减轻或消失，在出现病理反应期间，此体表相关部位就称为疾病反应点。

一、人体穴位的两种状态

人体穴位存在两种状态：静息态（健康状态）与敏化态（疾病状态）。

人体在疾病状态下，体表腧穴会发生敏化，敏化态的腧穴对外界相关刺激呈现"小刺激大反应"。

1. 热敏化特征　当受到艾热刺激时，呈现透热、扩热、传热、局部不（微）热，远部热和表面不（微）热深部热、非热觉等现象。

2. 普遍性　艾灸热敏化穴位易激发经气传感，出现率约 90%。

3. 证候相关性　热敏穴位分布的高发区与中医证候高度相关。经过多年的探索，初步掌握了某些疾病的腧穴热敏化分布部位的高发区，如面瘫在翳风，感冒在风府和印堂，盆腔疾病在三阴交，眼科疾病在耳垂区耳穴等。

4. 动态性　热敏穴位的出现部位随病情变化而变化，出现的部位与经穴定位不完全符合，可能是穴位标准定位周边的大致位置。

5. 遁经感传，气至病所　《灵枢·九针十二原》曰："刺之要，气至而有效。"

6. 找到敏感穴位可以大幅度提高疗效

二、热敏灸技术"十六字要诀"

1. 探感定位　根据长期的临床观察与研究发现，不同疾病的腧穴热敏化的出现部位是不同的。结合传统灸疗理论及临床观察，以出现敏化感觉为度。

2. 辨敏施灸　首先应选热敏灸感经过或直达病位的穴位为主；在非热灸感中又先选痛感穴位，后选酸痛感穴位。以反应较强的热敏感穴位为首选。

3. 量因人异，消敏量足　治疗时以产生热敏化感觉，持续施灸后感觉逐渐消退，称消敏。这个过程 10 ～ 200 分钟不等，平均为 50 分钟。达到这个量，是保证疗效的关键，称为"饱和灸量""消敏量"。

三、热敏灸的基本操作方法

（一）穴位热敏现象

1. 透热　灸热从施灸点皮肤表面直接向深部组织穿透，甚至直达胸腹腔脏器。

2. 扩热　灸热以施灸点为中心向周围扩散。

3. 传热　灸热从施灸点开始沿某一方向传导。

4. 局部不（微）热远部热　施灸部位不（微）热，而远离施灸部位的病所处感觉甚热。

5. 表面不（微）热深部热　施灸部位的皮肤不（微）热，而皮肤下深部组织甚至胸腹腔脏器感觉甚热。

6. 产生其他非热感觉　施灸（悬灸）部位或远离施灸部位产生酸、胀、压、重、痛、麻、冷等非热感觉，这些现象称为"穴位热敏现象"。这些已经热敏化的穴位称为"热敏穴"。

（二）热敏穴的探查

1. 灸材　纯艾条、专用热敏灸条。

2. 探查准备　诊室要安静、温和，患者体位舒适持久。

3. 探查部位

（1）相关疾病的腧穴热敏化高发部位；

（2）病痛及其临近部位；

（3）与疾病相关的经络循行部位；

（4）体表特定穴部位；

（5）与疾病相关的神经节段分布部位。

4. 探查手法　回旋灸、循经往返灸、雀啄灸按次序施灸，每种手法 1 分钟，反复重复上述手法 2 ～ 3 遍，灸至皮肤潮红为度，再用温和灸，进一步激发经气感传。

5. 穴位热敏的判别　出现前述的 6 种灸感，就达到了穴位热敏化。患者耐心、集中精神感受灸感，一旦出现及时告知医生，标记热敏穴位。

（三）热敏灸的施灸手法

1. 单点温和灸　回旋灸、雀啄灸、温和灸。每穴施灸时间以热敏感消失为度。

2. 双点温和灸　同时对两个热敏穴位进行施灸。每穴施灸时间以热敏感消失为度。

3. 接力温和灸　如果感传不理想，可以在感传线路上远离这个穴位的端点施灸，可以延长感传距离。

4. 循经往返灸　常用于正气不足、感传较弱的患者。

（四）剂量

以热敏现象消失所需要的时间为每穴施灸的个体最佳施灸时间。

（五）热敏灸的适应证

感冒、慢性支气管炎、支气管哮喘、消化性溃疡、功能性消化不良、肠易激综合征、便秘、原发性痛经、盆腔炎症、阳痿、偏头痛、面瘫、三叉神经痛、面肌痉挛、枕神经痛、疱疹后神经痛、脑梗死、失眠、过敏性鼻炎、荨麻疹、颈椎病、腰椎间盘突出症、肩周炎、膝关节骨性关节炎、肌筋膜疼痛综合征、网球肘等。

（六）注意事项

1. 施灸时，应向患者详细阐述腧穴热敏化艾灸疗法的操作过程，打消患者对艾灸的恐惧感或紧张感，以取得患者的合作。

2. 施灸时，应根据患者的年龄、性别、体质、病情，充分暴露施灸部位，采取舒适的且能长时间维持的体位。

3. 施灸剂量应根据病情、个体不同而不相同，不应拘泥于时间长短。

4. 禁灸：婴幼儿、昏迷患者、感觉障碍、皮肤溃疡处、肿瘤晚期、糖尿病、结核病、出血性脑血管疾病（急性期）、大量吐（咯）血、孕妇的腹部和腰骶部。

5. 过饥、过饱、过劳、酒醉等，不宜施灸。

6. 艾灸局部出现水泡，水泡较小时，可用甲紫药水涂搽，保护水泡，勿使破裂，一般数日即可吸收自愈。如水泡过大，用注射器从水泡下方穿入，将渗出液吸出后，外用消毒敷料保护，一般数日可痊愈。

7. 施艾灸时，要注意防止艾火脱落灼伤患者，或烧坏患者衣服和诊室被褥等物。

8. 治疗结束后，必须将燃着的艾条熄灭，以防复燃。

（七）意外情况及处理

由于患者长时间处于同一不适体位或恐惧紧张等，可能出现"晕灸"。处理：停灸、平卧、保暖、饮温开水或糖水；重者急救。

灸伤（灼烧伤）：烧伤膏。

复习思考

选择题（A1 型题，每小题有 A、B、C、D、E 5 个备选答案，请从中选一个最佳答案）

1. 艾炷灸可分为（   ）
   A. 明灸和着肤灸   B. 化脓灸和非化脓灸   C. 间隔灸与悬灸
   D. 着肤灸和间隔灸   E. 直接灸与实按灸

2. 天灸又称为（   ）
   A. 化脓灸   B. 发泡灸   C. 直接灸
   D. 实按灸   E. 间隔灸

3. 铺灸法属于（   ）
   A. 直接灸   B. 蒜泥灸   C. 隔蒜灸
   D. 发泡灸   E. 隔姜灸

4. 药物灸即（   ）
   A. 艾卷灸   B. 隔物灸   C. 化脓灸
   D. 灯火灸   E. 发泡灸

5. 隔姜灸不能用于治疗（   ）
   A. 未溃疮疡   B. 呕吐   C. 泄泻
   D. 遗精   E. 细辛灸

扫一扫，知答案

扫一扫，看课件

模 块 四
拔罐法

【学习目标】

1. 掌握拔罐法的操作与运用。
2. 熟悉拔罐法的概念、种类、作用、适应范围和注意事项。

✎ 考纲摘要

1. 罐的种类：竹罐、陶罐、玻璃罐、抽气罐、橡胶罐、天灸罐、多功能罐。

2. 拔罐的方法：火罐法（闪火法、贴棉法、滴酒法、投火法、架火法）、水罐法、抽气法。

3. 拔罐法的临床应用：留罐法、走罐法、闪罐法、刺血拔罐法、留针拔罐法。

项目一　拔罐法的概念与发展

一、拔罐法的概念

拔罐疗法又称"吸筒疗法""火罐气"，古称"角法"。它是以杯罐为工具，利用燃烧、抽气等方法，排去罐内的空气以造成负压，使之吸定于所选腧穴或一定部位上，从而使局部皮肤充血、瘀血，以达到防治疾病目的的一种方法。

二、拔罐法的起源与发展

拔罐疗法最早记载于马王堆汉墓出土的帛书《五十二病方》，历代中医文献对本法多有记述。起初主要为外科治疗疮疡脓肿时，用来吸血排脓；后来逐渐扩大应用于治疗"肺痹""风湿"等内科疾患。如清代的赵学敏所著《本草纲目拾遗》曰："凡患一切风寒，皆用此罐。以小纸烧见焰，投入罐中，即将罐合于患处……罐得火气合于肉即牢不可脱……肉上起红晕，罐中有水气出，风寒尽出，不必服药。治风寒头痛及眩晕、风痹、腹痛等证。"随着医疗实践的不断总结和发展，罐的质料、制作和操作方法均有改进，治疗范围也扩大到内外妇儿科，使拔罐疗法成为针灸治病中的一种常用治疗方法。

项目二　罐的种类

罐的种类很多，目前临床上常用的罐具有以下几种。

一、竹罐

用直径 3 ～ 8cm 坚固无损成熟的竹子，按节锯断一端，留节作底，另一端作罐口，用刀刮去青皮及内膜，制成 6 ～ 12cm 长的形如腰鼓的圆筒，用砂纸磨光，使罐口光滑平正（图 4-1）。其优点是取材容易，制作简便，轻巧价廉，不易摔碎，适用于临床上进行火罐和水罐的拔罐；缺点是容易燥裂、漏气，吸定力不大，且不透明，观察不到罐内皮肤充血、瘀血情况。

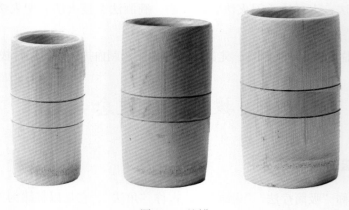

图 4-1　竹罐

二、陶罐

陶罐用陶土烧制而成，罐口光整，口底稍小，其形如腰鼓（图 4-2）。优点是吸定力大；缺点是质地较重，易于摔破，不透明，观察不到罐内皮肤充血、瘀血情况。

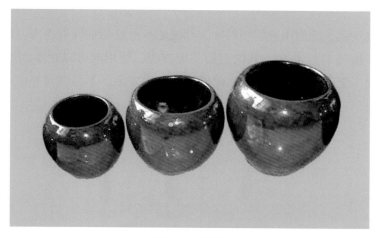

图 4-2 陶罐

三、玻璃罐

玻璃罐是用耐热质硬的透明玻璃加工而成的罐具，其形如半球状，罐口平整光滑，分大、中、小3种型号（图4-3），也可用广口玻璃罐头瓶及玻璃药瓶代替。优点是吸定力大，质地透明，使用时可以观察到所拔部位皮肤充血、瘀血的程度，便于随时掌握情况；缺点是容易摔碎。目前临床普遍使用。

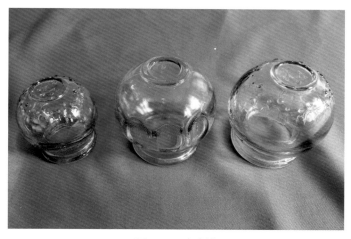

图 4-3 玻璃罐

四、抽气罐

1.注射器抽气罐　此为用保留带橡胶瓶塞的青霉素、链霉素药瓶或类似的小药瓶，将瓶底切掉、磨平而制成的罐具。优点是质地透明，使用时可以观察到所拔部位皮肤充血、瘀血的程度，便于随时掌握情况。此罐适用于头、面、手、足及皮肉浅薄部位的拔罐。其缺点是易破碎。

2. **连体式抽气罐** 此为用透明塑料加工而成的一种罐与抽气器连为一体的罐具。上面加置活塞，便于抽气（图4-4）。其优点是质地透明，使用时可以观察到所拔部位皮肤充血、瘀血的程度，便于随时掌握情况。此罐具有使用方便，不易破碎等优点。其缺点是吸定力不强。

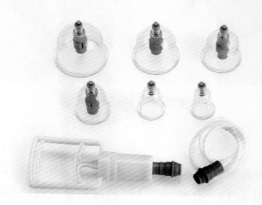

图 4-4　抽气罐

五、橡胶罐

橡胶罐是用橡胶加工而成的一种罐具（图4-5）。结构简单、方便实用、吸拔力大。罐口柔软可变形，耳后、关节、骨骼凸起等其他拔罐器具不易拔上的部位亦可拔上，对体位要求较灵活，对皮肤刺激较小，规避了传统玻璃罐、陶罐等使用过程中烫伤、烧伤等意外情况发生。重量轻、方便携带、易操作，非常适合外出旅游、居家保健之用。

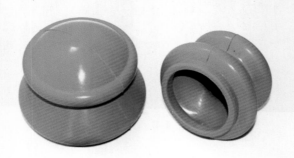

图 4-5　橡胶罐

六、天灸罐

天灸罐是将天灸疗法中食药两用的中药有效成分提炼出来后，混合在医用硅胶中制成拔罐器（图 4-6），拔在相应部位，药物缓慢释放，可以有效使用数百小时以上，具有天灸和拔罐疗法的双重作用。同时又能克服传统天灸不易控制刺激强度、起泡后留下疤痕、天灸药物只能一次性使用、费用高以及拔罐时间长易起泡的缺点，不仅治疗安全性好，疗效显著，而且携带及操作方便，经久耐用，价格低廉，可反复使用。适合各类慢性疾病的治疗及养生保健。

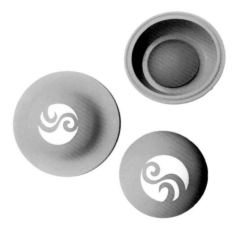

图 4-6　天灸罐

七、多功能罐

多功能罐系配置有其他治疗作用的现代新型罐具。如在罐顶中央安置刺血器的刺血罐；在罐内架设艾灸，灸后排气拔罐的灸罐；罐内安有电热元件（电阻丝等）的电热罐等，均具有拔罐与相应疗法的治疗作用。

项目三　拔罐的方法

罐的吸定方法是指排空罐内的空气，使之产生负压而吸定在所选腧穴或一定部位上的方法。

一、燃烧吸定法

燃烧吸定法是利用火在罐内燃烧时产生的热力排出罐内空气，造成负压，使罐吸定在皮肤上的方法，又称火罐法。

1. 闪火法　罐口朝下，用镊子夹住已用 95% 的乙醇浸润的棉球（在没有 95% 的乙醇浸润的棉球时，也可用易燃纸片做成 10 ～ 15cm 长的条状），用火点燃后，立即伸入罐内绕 1 ～ 2 圈，将火退出，迅速将罐扣在应拔的部位或穴位上。此法在罐内无燃烧物坠落，

不易烫伤皮肤，适宜于各部位各种体位的拔罐，是临床上最常用的吸拔方法。但需注意切勿将罐口烧热，以免烫伤皮肤。（图4-7）

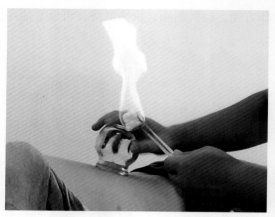

图4-7　闪火法

2. **投火法**　用棉球或易燃纸片，点燃后投入罐内，其后迅速将罐扣在应拔的部位或穴位上。此法由于罐内有燃烧物质，容易落下烫伤皮肤，故仅适宜于侧面部位的拔罐。（图4-8）

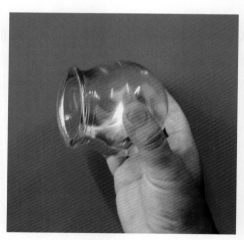

图4-8　投火法

3. **滴酒法**　将95%的乙醇或白酒滴入罐内2～3滴，沿罐内下段至罐底部的内壁摇匀，用火点燃后，迅速将罐扣在应拔的部位。此法适宜于各部位各种体位的拔罐。但切勿滴酒过多，以免拔罐时流出，烧伤皮肤。

4. **贴棉法**　用大小适宜的乙醇棉球1个，贴在罐内壁的下1/3处，用火将乙醇棉球点燃后，迅速扣在应拔的部位。此法适宜于各部位各种体位的拔罐。但需注意用乙醇浸润棉球时不宜过多，否则燃烧时乙醇易淌流于罐口，容易烫伤皮肤。（图 4-9）

5. 架火法　取不易燃烧及不传热的橡胶、木质瓶盖放置在应拔部位，直径要小于罐口，上置 95% 的乙醇棉球，点燃后迅速将罐扣在应拔的部位。此法不易烫伤皮肤，吸附力较强，适宜于肌肉丰厚而较平坦部位的拔罐。（图 4-10）

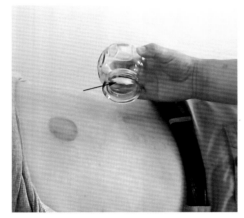

图 4-9　贴棉法

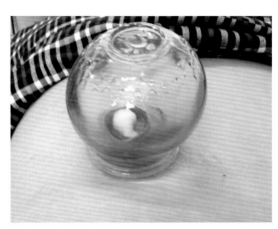

图 4-10　架火法

二、沸水吸定法

沸水吸定法是利用沸水排出罐内空气，造成负压，使罐吸定在皮肤上的方法，又叫水罐法。此法操作时，先将所需的竹罐放入清水或药液中煮沸 2～3 分钟，然后用镊子（无镊子时可用筷子或火钳）将罐口朝下夹出，迅速用凉毛巾紧扣罐口片刻，以吸收罐内的水液，然后趁热将罐扣在应拔部位，并扶住罐具 5～10 秒，待其吸牢方可松手。此法出水后过快拔罐易烫伤皮肤，过慢则致吸定力不足，故操作应适时。

三、抽气吸定法

1. 注射器抽气罐抽气法　先将抽气罐的瓶底紧扣在应拔部位或穴位上，用 5～10mL 注射器并套上 6～8 号针头，然后将针刺透橡皮塞，抽出罐内空气，使其产生负压，使罐吸住。此法适宜于皮肉浅薄的部位。

2. 连体式抽气罐抽气法　先将活塞置于与罐口基本相平，再将抽气罐的罐口紧扣在应拔部位或穴位上，然后将活塞用力往上提，利用双逆止阀产生负压，将罐吸定于应拔部位上。此法适宜于皮肉丰厚的部位。

四、起罐的方法

起罐时，一般先用一手握住罐体，另一手拇指或食指或中指从罐口旁边往下按压，使气体进入罐内，即可将罐取下（图 4-11）。如是抽气罐，则将罐上特制的进气阀拉起，待空气缓缓进入罐内后，罐即落下。切不可用力猛拔，以免损伤皮肤。

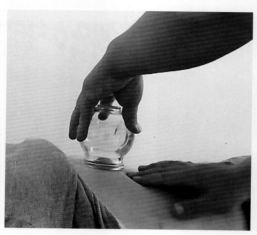

图 4-11　起罐法

项目四　拔罐法的临床应用

拔罐时，可根据不同的部位、病情等情况，选用不同的拔罐法。

一、留罐法

留罐法，又称坐罐法。即将罐吸定在体表后，使罐吸拔并留置于施术部位 10 ～ 15 分钟，然后将罐起下。根据不同的病情或部位可拔单罐或多罐。多用于治疗扭伤、风寒、风湿痹痛等疾患。

二、走罐法

走罐法，亦称推罐法。即拔罐时先在所拔部位的皮肤或罐口上涂少许凡士林或其他润滑剂，用闪火法将罐吸住。然后，医者用右手握住罐底，稍倾斜，即后半边着力、前半边略提起，慢慢向前推动，这样在皮肤表面上下或左右往返推拉数次，至皮肤红润、充血、甚或瘀血时，将罐起下。操作时动作宜轻柔，用力均匀、平稳、缓慢。罐内负压大小以推拉顺利为宜。此法适宜于面积较大、肌肉丰厚部位，如腰背、大腿等。临床上多用于治疗风寒感冒及风湿痹痛等疾患。（图 4-12）

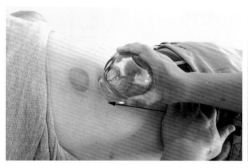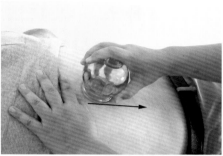

图 4-12 走罐法

三、闪罐法

闪罐法用闪火法将罐拔住后立即起罐，如此反复多次地拔罐起罐，起罐拔罐，直至皮肤潮红、充血，甚或瘀血为度。多用于治疗局部皮肤麻木、疼痛或功能减退等疾患，以及不耐拔吸力大者，如小儿、老年人、面部等。

四、刺血拔罐法

刺血拔罐法，又称刺络拔罐法。即在应拔部位的皮肤消毒后，用三棱针点刺出血或用皮肤针叩打出血后，再将火罐吸拔于所刺部位，以加强刺血治疗的作用。一般刺血后拔罐留置 5 ~ 10 分钟，多用于治疗丹毒、扭伤、神经性皮炎、风湿痹痛等。

五、留针拔罐法

留针拔罐法，简称针罐。即在针刺留针时，将罐拔在以针为中心的部位上 10 ~ 15 分钟，待皮肤红润、充血或瘀血时，将罐起下，然后将针抽出。此法能起到针罐的双重作用。（图 4-13）

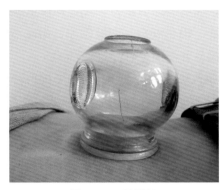

图 4-13 针罐法

项目五 拔罐法的作用和适用范围

一、拔罐法的作用

拔罐法具有通经活络、行气活血、消肿止痛、祛风散寒等作用。

二、拔罐法的适用范围

拔罐法的适用范围较为广泛，一般多用于感冒、面神经麻痹、头痛、神经衰弱、呕吐、胃肠痉挛、慢性腹泻；痛经、月经不调、乳腺炎；荨麻疹、神经性皮炎、皮肤瘙痒症；腰背痛、腰肌劳损、退行性骨关节病、肩周炎、腱鞘炎、风湿性关节炎、类风湿性关节炎、落枕、软组织劳损等。

项目六 拔罐法的注意事项

1. 拔罐时要根据所拔部位的面积大小而选择大小适宜的火罐。

2. 拔罐时要选择适当体位和肌肉丰满的部位。若体位不当、移动，或局部有毛发、皱褶、瘢痕或骨骼凹凸不平等处，罐体容易脱落。

3. 高热昏迷的患者，有出血性疾病，传染性皮肤病，皮肤溃疡、过敏，外伤骨折部位，大血管附近，以及孕妇的腹部、腰骶部不宜拔罐。

4. 对于体质虚弱的患者，拔罐的数量宜少，留罐时间宜短；使用多罐时，火罐排列距离不宜太近，以免相互牵拉产生疼痛或罐子脱落。

5. 拔罐时手法要纯熟，动作要轻、快、稳、准。同时注意安全，勿灼伤或烫伤皮肤。

6. 注意观察拔罐部位和患者的反应，以便及时处理。如患者感觉吸拔部明显疼痛或烧灼、麻木，多为吸定力过大；反之多为吸定力不足，则需重拔。

7. 如患者出现头晕、恶心、面色苍白、四肢发凉、出冷汗、胸闷心慌，甚至晕厥、脉细弱等晕罐征象，应及时起罐，并参照晕针处理。

8. 拔罐后局部成红晕或紫色为正常现象，1～2天可自行消退。若瘀斑严重者，下次不宜在原处再拔。如局部出现小水泡，只要注意不擦破，可任其自然吸收；如水泡较大，可用针刺破，放出水液，涂上甲紫，盖上消毒纱布，以防感染。

复习思考

选择题（A1 型题，每小题有 A、B、C、D、E 5 个备选答案，请从中选一个最佳答案）

1. 最早记载拔罐法的古代医书是（　　　）

    A.《肘后方》　　　　　　　　B.《备急千金要方》　　　　　C.《黄帝内经》

    D.《五十二病方》　　　　　　E.《难经》

2. 下列疾病中除哪种疾病外均可采用拔罐法治疗（　　　）

    A. 风湿痹痛　　　　　　　　B. 神经麻痹　　　　　　　　C. 高热抽搐

    D. 痛经　　　　　　　　　　E. 毒蛇咬伤

3. 拔罐时若需留罐，其留罐的时间一般为（　　　）

    A. 5～10 分钟　　　　　　　B. 10～15 分钟　　　　　　　C. 15～20 分钟

    D. 20～25 分钟　　　　　　E. 25～30 分钟

4. 应用走罐法时多选择哪种罐（　　　）

    A. 竹罐　　　　　　　　　　B. 陶罐　　　　　　　　　　C. 玻璃罐

    D. 抽气罐　　　　　　　　　E. 多功能罐

5. 下列情况中除哪一点外均属于不宜拔罐的情况（　　　）

    A. 皮肤过敏、溃疡　　　　　B. 皮肤上有疮疡化脓　　　　C. 大血管部位

    D. 高热抽搐者　　　　　　　E. 孕妇的腹部、腰骶

扫一扫，知答案

扫一扫，看课件

模 块 五

刮痧法

【学习目标】
1. 掌握刮痧法操作方法和临床应用。
2. 熟悉刮痧法的器具及操作介质。
3. 熟悉刮痧法的注意事项。

考纲摘要

1. 刮痧器具与介质：刮痧板、刮痧油。
2. 刮痧操作：平刮、竖刮、斜刮、角刮。
3. 刮痧法的临床应用。

项目一　刮痧法的概念与发展

一、刮痧法的概念

刮痧疗法是以中医脏腑经络学说为理论指导，以刮痧工具对体表皮肤的特定部位进行刮摩等操作，使皮肤发红充血，呈现出带状或片状的红色或者紫色的斑点，从而达到防治疾病的一种方法。刮痧疗法是中医学的重要组成部分。在防病治病、保健强身中发挥着越来越大的作用。

二、刮痧法的发展

刮痧疗法同针灸疗法一样，起源于远古时代，已有几千年的历史。刮痧的最原始工具是砭石，古人用石片在身体上进行刮磨减轻病痛，是刮痧疗法的雏形。《内经》里就有痧病的记载；唐代人们就已经运用苎麻来刮治痧病；元明时期的医学书籍里有了更多刮痧的记载，危亦林的《世医得效方》记有"沙证"（古"沙""痧"通），说"古方不载……所感如伤寒。头痛呕恶，浑身壮热，手足指末微厥，或腹痛闷乱、须臾能杀人"。到清代描述更详，郭志邃的《痧胀玉衡》中说："刮痧法，背脊颈骨上下，又胸前胁肋两背肩臂痧，用铜钱蘸香油刮之或用刮舌抿子脚蘸香油刮之；头额、腿上痧用棉纱线或麻线蘸香油刮之"。吴尚先《理瀹骈文》载"阳痧腹痛，莫妙以瓷调羹蘸香油刮背，盖五脏之系，咸在于背，刮之则邪气随降，病自松解"。《串雅外编》《七十二种痧症救治法》等医籍中也有记载。由于疗法具有操作简便、易学易懂、适应证广、疗效显著的特点，所以至今仍在民间广泛应用，尤其在南方地区更为流行。

"痧"的含义有二：一是指身体内在的病理性（阳性反应）反应的"痧"，谓之"痧象"；二是指刮痧刺激后表现在体表的"痧"，谓之"痧痕"。

"痧"是民间的习惯叫法。一方面是指"痧"疹征象，即皮肤出现红点如粟，以指循扣皮肤，稍有阻碍的疹点，或病理性阳性反应物（具体在检查方法中论述）。清代邵新甫评《临证指南医案》时说："痧者，疹之俗称，有头粒如粟。"痧是疾病在发展变化过程中，反映在体表皮肤上的一种表现。另一方面，是指痧证，又称"痧胀""痧气"。古人认为痧证多由人体感受风、寒、湿、火或时疫之气侵袭，使腠理（皮肤汗腺）固而致密，外邪郁积体内，阳气不得宣通透泄而致。痧证的主要特征有二：一是痧点，二是酸胀感。

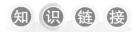

刮痧的现代作用机理

出痧的作用：出痧是血管扩张至毛细血管破裂、血流外溢，刺激血液循环，使新鲜的血液含有氧气，恢复血管的正常通透性，促进细胞活化。局部组织温度升高产生热效反应，从而解除舒缓紧张肌肉的痉挛，降低疼痛感，同时调节组织间的压力。

退痧的功能：自身溶血过程是对机体新一轮的刺激过程，不仅可以刺激免疫机能，使其得到调整，还可以作用于大脑皮质，起到调节大脑的兴奋与抑制过程和调整内分泌失调。

刮拭皮肤就能治病，为什么？皮肤是人体的重要器官，是人体与外界环境的界限，皮肤具有呼吸功能、防御功能、分泌功能、排泄废物功能。皮肤被刮拭刺激后，汗孔开泻，毛细血管扩张，加强血液循环，可以活化细胞，改善微循环，加快废物排泄，排毒解毒。

项目二　刮痧器具与介质

一、刮痧器具

历代所用刮具种类甚多，如春秋战国时期用石器，汉代用陶器，至唐、宋、元、明、清到民国年间用铜器、银器、沉香木、檀香木、牛水角、贝壳等做成刮痧工具。后来因便于取用，民间则常用银圆、铜钱、木梳背、陶瓷调羹等作工具用于刮痧，至今还流传于一些边远山区。随着时代发展，上述刮具有的已被淘汰，有的沿用至今，一些新型刮具应用而生。

目前医疗部门常用水牛角制成边缘光滑、圆润的刮板，具体规格要根据刮拭部位不同，制成不同的边和弧度及不同厚薄、大小不一的刮板（见图5-1）。这种刮板具有清热解毒作用，且具有不导电、不传热等特点。

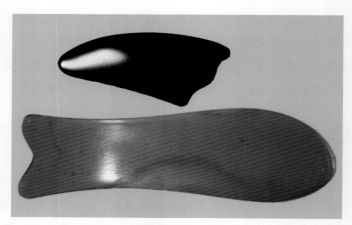

图 5-1　刮痧板

另外，医者以手指代刮具，即以手指相对用力，做捏、挤、提、点、按等动作。此法主要用于撮痧法。

二、刮痧介质

在刮痧过程中，为了减少刮痧时的阻力，避免皮肤擦伤和增强疗效，在施术时须在刮痧部位涂上一层刮痧介质。临床常用的刮痧介质如下：

1. 水剂　常用的有凉开水和温开水。患者发热时用温开水。
2. 油剂　常用的有刮痧油。刮痧油由芳香药物的挥发油与植物油经提炼、浓缩制成。

具有祛风除湿、行气开窍、活络止痛等作用。亦可采用香油、菜籽油等。主要起润滑和保护皮质的作用。

3. 活血剂　常用的有正红花油、正骨水等具有活血化瘀作用的成品。

项目三　刮痧操作方法

一、持板方法

一般为单手握板，即将刮痧板的底边横靠在手掌心部位，拇指固定一侧，另一侧由食指和中指固定，或由拇指与另外四指自然弯曲，分别放在刮痧板的两侧。

二、操作方法

刮痧的操作手法有平刮、竖刮、斜刮、角刮等，这是运用刮痧板的平、弯、角以及配合不同的角度而进行的不同操作手法。

1. 平刮　用刮痧板的平边着力于施术部位皮肤上，按一定的方向进行较大面积的平行刮拭。

2. 竖刮　用刮痧板的平边着力于施术部位皮肤上，进行较大面积的上下竖直方向刮拭。

3. 斜刮　用刮痧板的平边着力于施术部位皮肤上，进行斜向刮拭，用于某些不能进行平刮、竖刮的部位。

4. 角刮　用刮痧板的棱角、边角着力于施术部位皮肤上，进行较小面积的刮摩。多用于窝、沟、凹陷等处，如肘窝、腘窝及其他关节处等。也可用于重点部位的强刺激。

三、操作步骤

1. 根据病情选择适当的体位及操作部位，并充分暴露刮治部位。

2. 常规消毒后，涂以润滑剂，将刮痧板的平面朝下或朝外，根据部位和操作需要选择合适的刮法沿一定的方向进行刮摩，用力要均匀、适中，以患者耐受为主。

3. 刮拭顺序，一般先刮头颈部、背部，再刮胸腹部，最后刮四肢和关节。刮摩时多自上而下、由内及外地依次单向顺刮，不可逆向而刮。在刮痧过程中，由点到线到面，或是由面到线到点，刮摩面尽量拉长拉大，刮到皮肤出现紫红色瘀点、瘀斑。应刮完一处之后，再行刮治另一处。特殊部位可采取其他刮法，如在关节部可用角刮法。

4. 刮完后，擦净水渍及油渍。让患者饮一杯温开水（最好为姜汁糖水或淡糖盐水），休息 15 ～ 20 分钟后，才可离开诊室。

四、补泻方法

1. 补法　以轻柔、和缓的力量，进行较长时间的刮摩，能激发人体正气，使低下的机能旺盛。适用于年老、体弱、久病等虚证患者。

2. 泻法　以强烈、有力的手法进行较短时间的刮摩，作用力较深，能使亢奋的机能恢复正常。适用于年轻、体壮、新病等实证患者。

3. 平补平泻法　介于补法与泻法之间，刮拭时压力中等、速度适中。常用于正常人的保健刮摩。

五、局部反应

刮痧术后，施术部位可出现不同颜色和形状的痧痕，表浅者多为鲜红色、暗红色、紫色和青黑色，散在、密集或呈斑块状；较深者，皮下隐约可见青紫色的痧斑及大小不等的包块或结节，一般5～7天消退。

六、刮痧时间与疗程

应根据患者的体质与疾病的性质等情况灵活掌握。一般每个部位刮拭20次左右，或以患者能耐受为度。每次刮拭时间以20～25分钟为宜。再次刮拭需间隔5～7天，以皮肤上痧退（痧斑完全消失）为准，一般3～5次为1个疗程。

项目四　刮痧临床应用

一、刮痧法的作用与适用范围

刮痧疗法具有开窍泄热、祛邪排毒、疏通经络、调和气血、改善脏腑功能等作用。

刮痧疗法的适用范围十分广泛，凡针灸、按摩疗法适用的疾病均可用本疗法治疗。临床经验证明，本疗法除用于痧证，还广泛应用于内、外、妇、儿、皮肤、五官科等临床多种常见病，而且能够用于预防保健、养颜美容、减肥等。

二、刮痧法的临床应用

（一）刮痧法的种类

刮痧方法，根据临床应用不同，又分为直接刮和间接刮两种：

1. 直接刮法　即医者用刮痧器具，直接刮摩人体某个部位的皮肤，使皮肤发红、充血，而呈现出紫红色或黯黑色的斑点。由于此法直接作用人体皮肤，刺激性大，故临床上

多用于体质比较强壮、实证患者。（图 5-2）

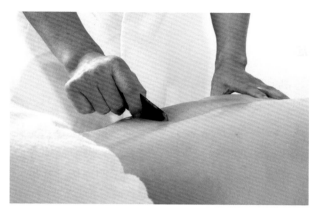

图 5-2　直接括法

2. 间接刮法　即医者先在患者要刮部位放一层薄布类物品，然后再用刮痧工具在布上进行刮动，使皮质出现发红、充血或呈现出斑点，称为间接刮法。此法多用于婴幼儿、年老、体弱及惧怕刮痧者，也可用于面部美容。

（二）刮治部位

刮痧部位可分为循经刮治、穴位刮治、局部刮治 3 种。

1. 循经刮治　指循着经脉进行刮治的一种方法，常用于脊柱两侧的膀胱经、背部督脉、头部等。太阳阳气旺盛，主一身之表，为诸经藩篱，有卫外功能，风寒袭表，太阳首当其冲，又五脏六腑之背俞穴皆分布于膀胱经，督脉为阳脉之海，能调节一身之阳气，故其治疗范围广泛，如外感表证、脾虚湿盛等。头为诸阳之会，头部经络集中、腧穴密布，五脏精华之血、六腑清阳之气皆上注于头部，循足少阳经等刮拭头部，能疏通气血，调整阴阳，对偏头痛等之疾，每奏良效。

2. 穴位刮治　指在穴位上进行刮治的一种方法，依据穴位的主治作用，选取适宜的穴位进行刮拭，临床常用特定学、经外奇穴、夹脊穴、阿是穴等。如头痛可选择太阳穴，腰痛可选择手背的腰痛点，胆石症可选择小腿上的胆囊穴进行刮拭。

3. 局部刮治　指在患部进行刮治的一种方法，如肩周不适，可在肩背部肌肉僵硬不适处及其周围进行刮拭，以通经活络，疏通局部气血。

项目五 刮痧的禁忌证与注意事项

一、刮痧法禁忌证

与其他疗法一样，刮痧疗法也有其禁忌证与局限性。

1. 凡危重病证，如急性传染病、重症心脏病、急性骨髓炎、结核性关节炎以及急性高热等疾病，禁用本疗法。

2. 有出血倾向的疾病，如血小板减少症、血友病、白血病以及有凝血障碍的患者。

3. 传染性皮肤病、疖肿、痈疽、瘢痕、溃烂及不明原因之皮肤疱块等，均不宜直接在病灶部位刮拭。

4. 妊娠妇女的腹部、腰骶部以及具有活血化瘀作用的腧穴，如合谷、三阴交、肩井等，均不宜刮拭。

5. 小儿囟门未闭合时，头顶部禁止刮痧。

6. 醉酒、过饥、过饱、过度疲劳及身体极度消耗，或出现恶病质的患者等，均不宜使用刮痧疗法治疗。

二、刮痧法注意事项

1. 施术场所要宽敞明亮，空气流通，同时需选择避风处（包括夏天），注意保暖，以免感受风寒外邪而加重病情或引起感冒。

2. 要充分暴露刮治部位并擦拭干净，局部皮肤应先常规消毒后方可施术治疗，同时刮具一定要注意清洁、消毒，防止交叉感染。施术者的双手也要保持清洁干净。刮具每用1次后，要消毒后方可再用。

3. 施术前，一定要对患者进行检查，做出正确的诊断，制订好治疗方案（应刮部位或穴位配方），选准应刮部位或穴位。

4. 刮治时体位应自然舒适，又要利于施术。治疗过程中，时常询问患者有无不适，以调整手法的轻重，不可一味追求出痧而手法过重或延长刮痧时间。

5. 要求用力均匀，不要忽轻忽重。婴幼儿皮肤娇嫩，即使用间接刮法，用力也要轻柔，不可妄用猛劲。

6. 在刮痧操作过程中，随时观察患者的情况。如出现精神疲惫、头晕目眩、恶心呕吐、面色苍白、出冷汗，甚至脉搏微弱、血压下降乃至晕倒，应立即停止操作，将其平卧，休息片刻，并饮热糖水，一般会很快好转。若不奏效，可刮百会、内关、涌泉等穴位以急救，或改用其他医疗方法（如针刺）进行救治，或转至医院处理。

7. 刮痧完毕，应擦干皮肤上的油及水渍，让患者休息片刻后方可离开。

8. 刮痧后 3 小时内不可洗浴，尤忌冷水。另外，忌食生冷瓜果和油腻之物。

9. 前次痧斑未退，不可在原位再行刮治。

10. 刮治后注意保持心情舒畅，忌恼怒、忧思等不良情绪。

复习思考

选择题（A1 型题，每小题有 A、B、C、D、E 5 个备选答案，请从中选一个最佳答案）

1. 以下除哪项外可做刮痧用具（　　　　）

    A. 水牛角　　　　　　　　B. 线团　　　　　　　　C. 贝壳

    D. 玻璃　　　　　　　　　E. 瓷碗

2. 下面刺激量最小的刮痧法是（　　　　）

    A. 平刮　　　　　　　　　B. 斜刮　　　　　　　　C. 竖刮

    D. 角刮　　　　　　　　　E. 以上均非

3. 下面疾病不适合采用刮痧法的是（　　　　）

    A. 中暑　　　　　　　　　B. 血友病　　　　　　　C. 感冒

    D. 单纯性肥胖症　　　　　E. 胃痛

扫一扫，知答案

扫一扫，看课件

模块六

不同针具刺法

【学习目标】
1. 掌握三棱针刺法、皮肤针刺法的操作方法和适应范围，熟悉注意事项。
2. 熟悉皮内针刺法、火针刺法、芒针刺法的操作方法、适应范围及注意事项。

考纲摘要

1. 三棱针刺法：操作方法、临床应用。
2. 皮肤针刺法：操作方法、临床应用。
3. 皮内针刺法：操作方法、临床应用。

在临床上，针刺方法除毫针刺法外，还有其他针具刺法，常用的有三棱针、皮肤针、皮内针、火针、芒针等刺法。这些刺法各有所长，各具特色，为临床治疗提供了多种有效的方法。

项目一 三棱针刺法

三棱针刺法是用三棱针刺破腧穴或浅表血络，放出适量血液，或挤出少量液体，或挑断皮下纤维组织，以治疗疾病的一种方法。

三棱针古称"锋针"，用于泄热出血。古人对刺血法十分重视，"凡治病必先去其血"（《素问·血气形志》），"宛陈则除之"（《灵枢·九针十二原》）。更有"络刺""赞刺""豹文刺"等（《灵枢·官针》），都是刺络放血的方法。

一、针具及消毒

三棱针一般用不锈钢制成，针长约 6cm，针柄呈圆柱形，针身呈三棱状，尖端三面有刃，针尖锋利，临床常用三棱针根据针头大小分为大头三棱针和细三棱针（图 6-1）。

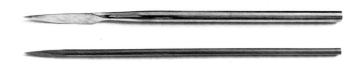

图 6-1　三棱针针具

针具使用前应进行灭菌或消毒处理，可采用高温灭菌，或用 75% 的乙醇浸泡 30 分钟。现在针灸临床中也有用一次性采血针代替用于穴位点刺放血；用一次性注射器针头代替用于刺络放血。

二、操作方法

一般以右手持针，用拇、食两指捏住针柄中段，中指指腹紧靠针身的侧面，露出针尖 1～2 分，以控制针刺的深度（图 6-2）。针刺时以一手手拇、食指用力捏住被刺部位，或夹持或舒张局部皮肤，另一手针刺。

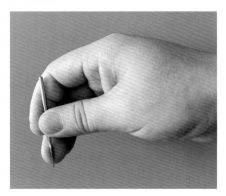

图 6-2　持针

三棱针的针刺方法一般分为点刺法、散刺法、刺络法和挑刺法 4 种。

（一）点刺法

此法是点刺穴位使之出血或挤出少量液体的方法。先寻找针刺部位，然后用左手上下推按，使血液积聚于腧穴处，依据不同针刺部位消毒后，左手拇、食指捏紧应刺部位并暴露穴位，右手持针对准腧穴快速刺入 1～2 分深，迅速出针，再轻轻挤压针孔周围，使出血数滴，然后用消毒干棉球按压针孔止血（图 6-3）。此法多用于指趾末端、头面部、耳部等处的穴位，如十宣、十二井、太阳、印堂、上星、耳尖等。

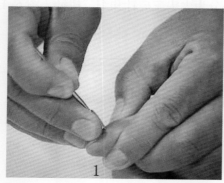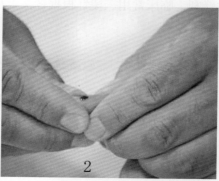

图 6-3　点刺法

（二）散刺法

此法是在病变局部及其周围进行连续点刺的一种方法。根据病变部位大小不同，在局部由病变外缘环形向中心点刺 10～20 针以上（图 6-4）。此法能促使瘀血或水肿得以排除，达到祛瘀生新、通经活络的目的，多用于局部瘀血、血肿、水肿、顽癣等。

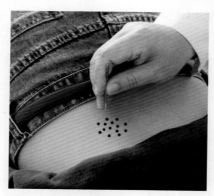

图 6-4　散刺法

（三）刺络法

先用弹性绷带或橡皮管，结扎于针刺部位上端（近心端），然后迅速消毒，用左手拇指按压在被刺部位下端，右手持三棱针对准被刺部位静脉，迅速刺入脉中 0.5～1 分，然后出针，使其流出少量血液，出血停止后，以消毒棉球按压针孔（图 6-5）。当出血时，亦可轻按静脉上端，以助瘀血排出，毒邪得泄。此法常用于肘窝、腘窝等处的浅表静脉，用以治疗中暑、急性腰扭伤、急性淋巴管炎等疾病。

刺络，一般 2 ～ 3 天治疗 1 次。出血量较多，可每 1 ～ 2 周治疗 1 次。

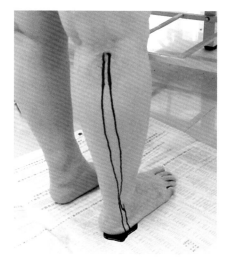

图 6-5　刺络法

（四）挑刺法

此法是以三棱针挑断皮下白色纤维组织以治疗疾病的方法。局部消毒后，左手捏起施术部位皮肤，右手持针先横刺进入皮肤，挑破皮肤 0.2 ～ 0.3cm，再将针深入皮下，挑断皮下白色纤维组织，以挑尽为止（图 6-6）。术后碘酒消毒，敷上无菌纱布，胶布固定。对惧痛者，可先用 2% 利多卡因局部麻醉后再挑刺。此法常用于胸背、腰骶部等处腧穴。如痤疮，在项、背部督脉旁开 0.5 ～ 3 寸的区间，寻找阳性反应点进行挑刺。挑刺的部位，多为阳性反应点（痛点、丘疹、条索状物等），应注意与痣、毛囊炎、色素斑等相鉴别。

挑刺一般 3 ～ 7 天治疗 1 次，3 ～ 5 次为 1 个疗程。10 ～ 14 天后，进行第二个疗程。

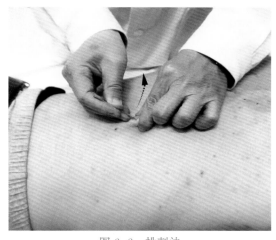

图 6-6　挑刺法

三、临床应用

本法具有开窍泄热、活血祛瘀、消肿止痛等作用。适用于急证、热证、实证、瘀证、痛证等病证，举例如下（表6-1）：

表6-1　三棱针刺法临床应用举例

常见症状	针刺部位	刺法
发热	耳尖	点刺
中暑	曲泽、委中	刺络
昏厥	十二井	点刺
头痛	太阳、印堂	点刺
目赤肿痛	太阳、耳尖	点刺
咽喉肿痛	少商、商阳	点刺
瘿气	颈项部阿是穴	挑刺
急性腰扭伤	委中	刺络
前列腺炎	八髎、腰骶部	挑刺
痔疮	八髎、腰骶部	挑刺
顽癣	病位周围	散刺
陈旧性软组织损伤	局部阿是穴	散刺
高血压	百会	点刺
手指麻木	十宣	点刺
疳积	四缝、脾俞	点刺

四、注意事项

1. 术前做好解释工作，预防晕针。

2. 严密消毒，以防感染。

3. 点刺、散刺时，宜轻、宜快、宜浅；刺络法出血不宜过多，切勿刺伤深部动脉。

4. 血络和穴位不吻合，施术时宁失其穴，勿失其络。

5. 病后体弱、明显贫血、孕妇、妇女产后及有自发性出血倾向者不宜使用。

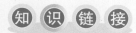

《黄帝内经》关于刺络出血量的论述，如《灵枢·寿夭刚柔》中说："久痹不

去身者，视其血络者，尽出其血。"又如《素问·刺腰痛论》载"血变而止""刺解脉，在郄中结络如黍米，刺之血射以黑，见赤血而已"。说明针刺务必以邪气尽出而定，邪气是否尽出，则以血液的颜色恢复正常为准。

项目二　皮肤针刺法

皮肤针刺法是用皮肤针垂直叩刺人体体表的特定部位以治疗疾病的方法。它是由古代"浮刺""半刺""毛刺"等刺法发展而来的。《素问·皮部论》说："凡十二经络脉者，皮之部也。是故百病之始生也，必先于皮毛。"十二皮部与人体经络、脏腑联系密切，运用皮肤针叩刺皮部，可以调节脏腑经络功能，从而达到防治疾病的目的。

一、针具及消毒

皮肤针外形似小锤。针柄有软柄和硬柄两种类型，长 15 ~ 19cm，软柄一般用牛角制成，富有弹性；硬柄一般用有机玻璃或不锈钢材料制成。针头部位附有莲蓬状针盘，针盘上均匀地嵌着不锈钢短针。根据针的数目，分别称为梅花针（5 支短针）、七星针（7 支短针）、罗汉针（18 支短针）。针尖不应太锐，应呈松针形。全束针尖应平齐，不可歪斜、钩曲、锈蚀和缺损。检查针具时，可用干棉球轻触针尖，若针尖有钩曲或缺损，则可拉动棉丝。（图 6-7）

针具使用前应以 75% 的乙醇浸泡 30 分钟，亦可用低温臭氧或紫外线消毒。

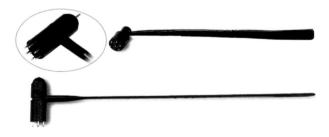

图 6-7　皮肤针

二、操作方法和叩刺部位

（一）操作方法

1. 持针式　硬柄和软柄两种皮肤针持针方式略有不同。硬柄皮肤针的持针式是用右手握住针柄，以拇指、中指夹持针柄，食指置于针柄中段上面，无名指和小指将针柄固定于小鱼际处（图 6-8）。软柄皮肤针的持针式是将针柄末端固定在掌心，拇指居上，食指在下，其余手指呈握拳状握住针柄。（图 6-8）

2. 叩刺法　皮肤常规消毒后，针尖对准叩刺部位，运用灵活的腕力，垂直叩刺在皮肤上，并立刻弹起。如此反复进行。（图6-9）

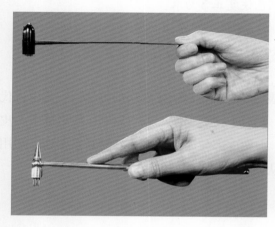

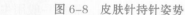

图6-8　皮肤针持针姿势

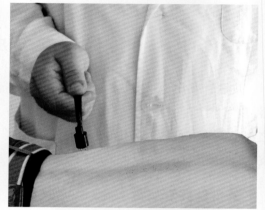

图6-9　皮肤针叩刺法

3. 刺激强度　根据患者病情、体质、年龄和叩刺部位的不同，可分别采用弱刺激、中刺激和强刺激。

（1）弱刺激：用较轻腕力叩刺，叩刺时间较短，以局部皮肤略见潮红，患者无疼痛感为宜。适宜于老年人、久病体弱、孕妇、儿童，以及头面五官肌肉浅薄处。

（2）强刺激：用较重腕力叩刺，叩刺时间较长，局部皮肤可见隐隐出血，患者有明显疼痛感觉。适宜于体强年壮，以及肩、背、腰、臀、四肢等肌肉丰厚处。

（3）中刺激：叩刺的腕力介于弱、强刺激之间，局部皮肤潮红，无出血或散在少量出血，患者稍觉疼痛。适宜于多数患者，除头面等处外，其余部位均可选用。

（二）叩刺部位

1. 循经叩刺　指沿着经脉循行路线进行叩刺。常用于项、背、腰、骶部的督脉和膀胱经，其次是四肢肘、膝以下的三阴经、三阳经。可治疗相应脏腑经络病变。

2. 穴位叩刺　指选取与疾病相关的穴位叩刺。常用于某些特定穴如背俞、华佗夹脊穴和阳性反应点。

3. 局部叩刺　指在病变局部进行叩刺。如头面五官疾病、关节病变、顽癣、局部扭伤等可叩刺病变局部。

三、临床应用

本法主要用于头痛、失眠、痴呆、脑瘫、面瘫、高血压、咳嗽、哮喘、慢性胃肠病、痿证、痹证、痛经、斑秃、顽癣、皮肤麻木、近视等。临床应用举例见表6-2。

表 6-2　皮肤针刺法临床应用举例

常见病证	叩刺部位	刺激强度
头痛	后颈部、头部、有关经脉	弱～中
口眼㖞斜	患侧颜面部、手阳明大肠经	中
咳嗽、哮喘	胸椎两侧、肺俞、膻中	中
胃脘痛、呕吐	肝俞、脾俞、胃俞、中脘	中
腹痛	第 9~12 胸椎两侧、第 1~5 腰椎两侧、腹部	中
痿证、痹证	病变局部、有关经脉	中～强
急性腰扭伤	脊柱两侧、阿是穴（加拔罐）	强
阳痿、遗精、遗尿	下腹部、腰骶椎两侧、足三阴经脉	中
痛经	下腹部、腰骶椎两侧、足三阴经脉	中
斑秃	局部、后项、腰骶两侧	中
顽癣	局部（加悬灸）	中～强
皮肤麻木	局部（加悬灸）	中～强
目疾	眼周、肝俞、胆俞、肾俞	弱
鼻疾	鼻周、肝俞、风池	弱

四、注意事项

1. 术前检查针具。针尖有无钩曲、不齐、缺损；针面是否平整；针柄有无松动。

2. 针具及针刺局部皮肤必须消毒。叩刺后皮肤如有出血，须用消毒干棉球擦拭干净并再次消毒，保持清洁，以防感染。

3. 运用灵活的腕力垂直叩刺，避免斜刺或钩挑。

4. 局部皮肤有创伤、溃疡、瘢痕等，不宜使用本法。

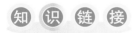

　　《灵枢·官针》有关皮肤针的相关记载："毛刺者，刺浮痹皮肤也。""扬刺者，正内一，傍内四而浮之，以治寒气之博大者也。""浮刺者，傍入而浮之，以治肌急而寒者也。""半刺者，浅内而疾发针，无针伤内，如拔毛状，以取皮气，此肺之应也"。

项目三　皮内针刺法

皮内针刺法又称"埋针法"，是以皮内针刺入并固定在腧穴部位的皮内或皮下，通过较长时间刺激以治疗疾病的方法。此法来源于"静以久留"（《素问·离合真邪论》）的理论。

一、针具及消毒

皮内针是以不锈钢制成的小针，有麦粒型和图钉型两种。（图 6-10）

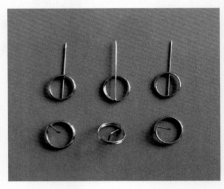

图 6-10　皮内针

1. 麦粒型（颗粒型）　针身长约 1cm，针柄形似麦粒或环形，针身与针柄成一直线。
2. 图钉型（揿针型）　针身长 0.2 ～ 0.3cm，针柄呈环形，针身与针柄呈垂直状。
针刺前针具应以高温灭菌或用 75% 的乙醇浸泡 30 分钟，现在临床上多使用一次性皮内针。

二、操作方法

（一）麦粒型皮内针刺法

刺入操作：针刺前皮肤行常规消毒后，医者左手拇、食指将穴位的皮肤向两侧撑开绷紧，右手用小镊子夹住针柄，针尖对准穴位，将针平刺入皮内 0.5 ～ 1cm。

针刺方向：一般与穴位所在的经脉呈十字交叉。例如针胃俞，经脉循行是自上而下，针则自左向右或自右向左横刺，使针与经脉成十字交叉型。

埋藏固定：针刺入皮内后，露在外面的针身和针柄下的皮肤表面之间，粘贴一小块胶布，然后再用一块较前稍大的胶布，覆盖在针上。麦粒型皮内针可用于多数穴位。

（二）图钉型皮内针刺法

针刺前皮肤行常规消毒后，医者以小镊子或持针钳夹住针柄，将针尖对准穴位，轻轻刺入，然后以小方块胶布粘贴固定。另外，也可将针柄放在预先剪好的小方块胶布上粘住，用镊子夹起胶布，针尖对准穴位直刺并按压固定。图钉型皮内针多用于面部及耳穴等须垂直浅刺的部位。

埋针时间的长短，可根据病情和季节决定，一般 1 ～ 2 天，多者 6 ～ 7 天，暑热天不宜超过 2 天，以防止感染。留置期间，每天可按压 3 ～ 5 次，每次 1 ～ 2 分钟，以加强刺激，增强疗效。

三、临床应用

本法常用于一些慢性顽固性疾病以及经常发作的疼痛性疾病，如高血压、头痛、失眠、三叉神经痛、面肌痉挛、支气管哮喘、胃痛、胆绞痛、关节痛、痛经、遗尿等病证，举例如下。（表 6-3）

表 6-3　皮内针刺法临床应用举例

常见病证	针刺部位	操作
神经性头痛	完骨、风池	按麦粒型皮内针操作
偏头痛	太阳、头维	按麦粒型皮内针操作
高血压	风池、胆俞、心俞	按麦粒型皮内针操作
失眠	神门、三阴交	按麦粒型皮内针操作
支气管哮喘	肺俞、天突、膻中、定喘	按麦粒型皮内针操作
胃痛	中脘、胃俞	按麦粒型皮内针操作
胆绞痛	胆俞、阳陵泉	按麦粒型皮内针操作
便秘	腹结、大肠俞、天枢、支沟	按麦粒型皮内针操作
踝关节扭伤	商丘、足三里、丘墟	按麦粒型皮内针操作
遗尿	列缺	按麦粒型皮内针操作
睑腺炎	耳穴的眼、肝、神门、皮质下	按麦粒型皮内针操作

四、注意事项

1. 埋针要选择易于固定和不妨碍肢体活动的穴位，关节附近及胸腹部不宜埋针。

2. 埋针期间，针处不要着水；夏天出汗较多，埋针时间不宜过长，以免感染。

3. 皮肤溃疡、炎症部位及不明原因的肿块处禁用本法。

　　留针有着候气、催气、守气、调气的功能。鉴于此，20世纪50年代在毫针留针的基础上，改进了针具，创造出皮内针刺法。目前皮内针刺法已广泛应用于临床，尤其对疼痛性疾患及慢性病证有显著疗效。现在临床中使用的浮针也属于由皮内留针演化、改进针具而来的新疗法。

项目四　火针刺法

　　火针刺法是将特制的金属针烧红，迅速刺入一定部位以治疗疾病的方法。火针古称"燔针"，火针刺法称为"焠刺"。"焠刺者，刺燔针则取痹也。"（《灵枢·官针》）唐代孙思邈有"外疖痈疽，针惟令极热"（《千金翼方》）的论述。本法具有温经散寒、通经活络、祛腐生新作用，临床常用于治疗风寒湿痹、痈疽、瘰疬等疾病。

一、针具

　　一般用较粗的不锈钢针，如员利针或24号粗、2寸长的不锈钢针。也有特制的针具，如弹簧式火针、三头火针以及用钨合金所制的火针。弹簧式火针进针迅速，易于掌握深度；三头火针用于痣、疣的治疗；钨合金物理性能好，有耐高温、硬度强、不易折等特点。（图6-11）

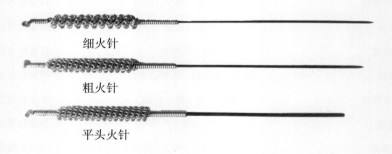

细火针

粗火针

平头火针

图6-11　火针针具

二、操作方法

（一）选穴与消毒

1.选穴　与毫针选穴规律基本相同。辨证取穴，"以痛为腧"，但选穴宜少，以局部穴位为主。

2. 消毒　选定穴位后进行严格消毒，先用碘酒消毒，再以乙醇脱碘。

（二）烧针与针刺

1. 烧针　烧针是使用火针的关键步骤。"灯上烧，令通红，用方有功。若不红，不能去病，反损于人。"（《针灸大成·火针》）现多用酒精灯烧针。先烧针身，后烧针尖。火针烧灼的程度有 3 种，根据治疗需要，可将针烧至白亮、通红或微红。若针刺较深，需烧至白亮，否则不易刺入，也不易拔出，而且剧痛；若针刺较浅，可烧至通红；若针刺表浅，烧至微红即可。（图 6-12）

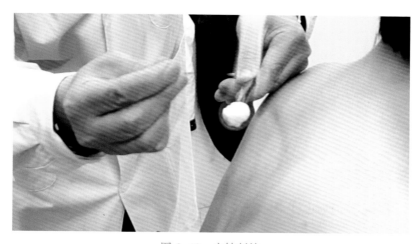

图 6-12　火针刺法

2. 针刺　一般左手持酒精灯，右手持针，靠近施术部位，烧针后对准穴位，快速进针迅速出针。

（三）针刺深度

应根据病情、体质、年龄和针刺部位的肌肉厚薄、血管深浅、神经分布而定。"切忌太深，恐伤经络，太浅不能去病，惟消息取中耳。"（《针灸大成·火针》）一般而言，四肢、腰腹针刺稍深，可刺 2～5 分深，胸背部穴位针刺宜浅，可刺 1～2 分深。

（四）针后处理

火针刺后，用消毒干棉球迅速按压针孔，以减轻疼痛。针孔的处理，视针刺深浅而定。若针刺 1～3 分深，可不作特殊处理；若针刺 4～5 分深，可用消毒纱布敷贴，胶布固定 1～2 天，以防感染。

三、临床应用

火针具有温经通络、祛风散寒的作用。主要用于痹证、慢性结肠炎、痛经、痈疽、瘰疬、颈椎病、网球肘、腱鞘囊肿、腋臭，以及扁平疣、痣等。举例如下（表 6-4）。

表6-4　火针刺法临床应用举例

常见病证	针刺部位	刺法
痹证	关元、曲池、足三里、阿是穴	速刺、局部点刺
慢性结肠炎	长强、脾俞、章门、大肠俞	速刺
痛经	中极、次髎、地机	速刺
乳痈	阿是穴	围刺
瘰病	阿是穴、肘尖、曲池、肩井	点刺
臁疮	阿是穴	速刺
冻疮	中脘	缓刺
颈椎病	阿是穴	速刺
网球肘	阿是穴	速刺
扁平疣	阿是穴	速刺

四、注意事项

1.面部慎用火针。因为火针刺后，有可能遗留较小疤痕，因此除治面部痣、疣外，一般面部不用火针。

2.有大血管、神经干的部位禁用火针。

3.针刺后，局部呈现红晕或红肿未能完全消失时，应避免洗浴，以防感染。

4.发热的病证，不宜用火针治疗。

5.对初次接受火针治疗患者，应做好解释工作，消除恐惧心理。

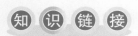

　　火针疗法是我国传统医学宝库中一种独特的针刺治疗方法。20世纪50年代后期，北京贺普仁教授首先发起和倡导了火针疗法的使用，不仅在临床实践中坚持应用火针治疗各种病证，而且在全国各地以及世界其他国家多次举办火针学习班或专题讲座，使这一古老疗法焕发出新的活力。

项目五　芒针刺法

　　芒针刺法是用芒针针刺穴位以治疗疾病的方法。芒针是一种特制的长针，一般用较细而富有弹性的不锈钢制成，因形状细长如麦芒，故称为芒针。它由古代九针之一的"长针"发展而来。

一、针具及消毒

芒针的结构与毫针一样，分为 5 个部分，即针尖、针体、针根、针柄和针尾。

目前临床使用的芒针有 5 寸、6 寸、7 寸、8 寸、10 寸、15 寸等数种，以长度 5 ～ 8 寸、粗细 26 ～ 28 号的针具最为常用。

针具使用前必须消毒，通常以高压蒸汽消毒或用 75% 的乙醇浸泡 30 分钟。现临床多用一次性芒针。

二、操作方法

芒针的操作方法强调双手协同，灵巧配合。针刺的基本步骤如下。

1. 进针　施术时，一方面要分散患者注意力，消除恐惧心理，另一方面，技术必须熟练，减轻患者疼痛。

针刺前常规消毒，押手的中指、无名指、小指屈曲于皮肤上，用力固定，拇、食两指用消毒干棉球捏住针身下端，露出针尖，刺手执针柄，使针尖抵触穴位，与押手配合，利用指力和腕力，压捻结合，迅速将针刺入。根据不同穴位，缓慢将针刺至适宜深度。（图 6-13）

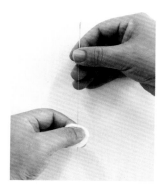

图 6-13　芒针进针操作

2. 手法　常用手法以捻转为主，要求轻捻缓进，即拇指相对于食、中指前后捻转，并以拇指前后运动为主，以食、中指逆向轻微活动为辅。捻转的角度不宜过大，一般在 180°～ 360°之间。行针不可单向捻转，否则针身容易缠绕肌纤维，出现滞针，产生疼痛。

在运用芒针刺法时，还可采用多向刺法，即芒针针刺到一定深度后，根据治疗需要和穴位解剖特点，用押手的动作改变针刺的角度和方向，以增强疗效。

3. 出针　出针时，一般左手持消毒干棉球按压在针旁皮肤上，右手将针轻轻捻转，边退针边按揉针刺部位，以减轻疼痛，将针慢慢提至皮下，然后提出，并用干棉球按压针孔，防止出血。若针孔出血时，以消毒干棉球按压片刻，则出血可止。

三、临床应用

一般可用于血管性头痛、脑血管病、哮喘、胃和十二指肠溃疡、胃下垂、风湿或类风湿性关节炎、肩关节周围炎、三叉神经痛、坐骨神经痛、多发性神经炎、运动神经元疾病、急性脊髓炎、外伤性截瘫、重症肌无力、脊椎病、癫痫及泌尿、生殖系统疾病等。举例如下（表 6-5）。

表6-5 芒针刺法临床应用举例

常见病证	主要穴位	刺法
中风偏瘫	丝竹空、率谷	透刺
胃下垂	曲池、肩髃；承扶、殷门	透刺
胃痛	天枢、中脘	透刺
类风湿性关节炎	天枢、气冲；髀关、梁丘	透刺
肩周炎	合谷、后溪；志室、命门	透刺
坐骨神经痛	条口、承山	透刺
急性脊髓炎	环跳	直（深）刺
癫狂	志室、命门	透刺
前列腺炎	膻中、鸠尾；大椎、神道	透刺
扁平疣	秩边	直（深）刺

四、注意事项

1. 对初次接受芒针治疗的患者，应做好解释工作，消除恐惧心理。

2. 针刺须缓慢，切忌快速提插，以免伤及血管、神经或内脏等。

3. 由于芒针针身长，刺入深，进针后嘱患者不可移动体位，以免滞针、弯针或断针。

4. 过饥、过饱、过劳、醉酒、年老体弱、孕妇、儿童以及某些不能配合治疗的患者忌用本法。

知识链接

在芒针治疗上，特别强调腹正中线上的上脘、中脘、水分3穴，这是治疗多种疾患的要穴，具有典型的机枢性。临床上许多久治不愈的疾病，针刺这几个穴位后，都能取得很好的效果，如治疗神经官能症、高血压等。

复习思考

选择题（A1型题，每小题有A、B、C、D、E 5个备选答案，请从中选一个最佳答案）

1. 下列病证，不宜用三棱针治疗的是（　　　）

A. 高热惊厥　　　　　B. 中风脱证　　　　　C. 中暑昏迷

D. 急性腰扭伤　　　　　E. 喉蛾

2. 三棱针疗法又称（　　　）

　　A. 缪刺法　　　　　　B. 络刺法　　　　　C. 齐刺法

　　D. 扬刺法　　　　　　E. 深刺法

3. 三棱针散刺法适用于（　　　）

　　A. 头痛　　　　　　　B. 高热惊厥　　　　C. 中风昏迷

　　D. 顽癣　　　　　　　E. 咽喉肿痛

4. "静以久留"的刺法是指（　　　）

　　A. 皮肤针刺法　　　　B. 皮内针刺法　　　C. 耳针刺法

　　D. 三棱针刺法　　　　E. 芒针刺法

5. 皮肤针的操作用力部位主要是（　　　）

　　A. 手指　　　　　　　B. 手掌　　　　　　C. 手腕

　　D. 前臂　　　　　　　E. 肘关节

6. 火针刺法又称为（　　　）

　　A. 输刺　　　　　　　B. 分刺　　　　　　C. 经刺

　　D. 报刺　　　　　　　E. 焠刺

扫一扫，知答案

扫一扫，看课件

不同部位刺法

【学习目标】

　　1. 掌握耳针法、头针法、腕踝针法的操作方法和临床应用。

　　2. 熟悉头针法、腕踝针法的常用穴线（穴点）及耳穴的分布规律。

考纲摘要

　　1. 耳针法：耳穴定位、临床应用。

　　2. 头针法：头穴线定位、临床应用。

项目一　耳针

　　耳针是用针刺或其他方法刺激耳郭上的穴位或反应点，以防治疾病的一种方法，具有治疗范围广、操作方便、副作用少、安全有效等特点。

　　运用耳穴诊治疾病，早在《灵枢·五邪》就有记载："邪在肝，则两胁中痛……取耳间青脉以去其掣。"《灵枢·厥病》中记载："耳聋无闻，取耳中。"唐代《备急千金要方》也有取耳中穴治疗马黄、黄疸、寒暑疫毒等病的记载。历代医学文献有用针、灸、熨、按摩、耳道塞药、吹药等方法刺激耳郭以防治疾病，以望、触耳郭诊断疾病的论述，并一直为很多医家所应用。这说明我国利用耳穴诊治疾病的历史已相当悠久。

　　为了便于国际研究和交流，我国制订了《耳穴名称与部位的国家标准方案》，目前在世界上已有几十个国家应用耳针治疗疾病。

一、耳与脏腑经络的关系

（一）耳与经络的关系

耳与经络之间有着密切的联系。早在 2000 多年前的医学帛书《阴阳十一脉灸经》中就记述了"耳脉"，《内经》对耳与经脉、经别、经筋的关系作了较详细的阐述。手太阳、手足少阳、手阳明等经脉、经别都入耳中，足阳明、足太阳的经脉则分别上耳前、至耳上角。六阴经虽不直接入耳，但都通过经别与阳经相合，而与耳相联系。因此，十二经脉都直接或间接地与耳存在着联系。奇经八脉中阴跷、阳跷脉并入耳后，阳维脉循头入耳。所以《灵枢·口问》说："耳者，宗脉之所聚也。"

（二）耳与脏腑的关系

耳与脏腑的关系密切。据《内经》《难经》等书记载，耳与五脏在生理上有联系，在病理上有影响。如《灵枢·脉度》说："肾气通于耳，肾和则耳能闻五音矣。"《难经·四十难》说："肺主声，令耳闻声。"后世医家在论述耳与脏腑的关系时更为详细，如《证治准绳》说："肾为耳窍之主，心为耳窍之客。"《厘正按摩要术》曰："耳珠属肾，耳轮属脾，耳上轮属心，耳皮肉属肺，耳背玉楼属肝。"《证治准绳》有"肺气虚则气少……是以耳聋"等记载。可见耳与脏腑在生理、病理方面也是息息相关的。

二、耳郭的表面解剖

耳郭主要是由弹性纤维软骨、软骨膜、韧带及覆盖在最外层的皮下组织和皮肤所构成。在皮下有丰富的神经、血管和淋巴分布。耳郭分前面和背面，耳郭前面为凹面，后面为凸面。耳郭表面解剖如下（图 7-1）：

（一）耳郭前面

耳轮：耳郭最外围的卷曲部分。

耳轮结节：耳轮后上部的膨大部分。

耳轮尾：耳轮末端与耳垂的交界处。

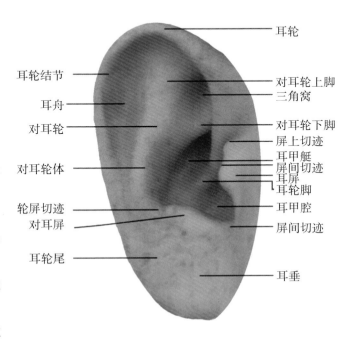

图 7-1 耳廓表面解剖

耳轮脚：耳轮深入耳甲的横行突起部分。

对耳轮：在耳轮的内侧，与耳轮相对呈"Y"字形的隆起部，由对耳轮体、对耳轮上脚和对耳轮下脚3个部分组成。

对耳轮体：对耳轮下部呈上下走向的主体部分。

对耳轮上脚：对耳轮向上分支的部分。

对耳轮下脚：对耳轮向前分支的部分。

三角窝：对耳轮上、下脚与相应耳轮之间的三角形凹窝。

耳舟：耳轮与对耳轮之间的凹沟。

耳屏：耳郭前方呈瓣状的隆起，又称耳珠。

屏上切迹：耳屏上缘与耳轮脚之间的凹陷。

对耳屏：耳垂上方，与耳屏相对的隆起部。

屏间切迹：耳屏和对耳屏之间的凹陷。

轮屏切迹：对耳轮与对耳屏之间的凹陷处。

耳垂：耳郭下部无软骨的部分。

耳甲：部分耳轮和对耳轮、对耳屏、耳屏及外耳门之间的凹窝。由耳甲腔、耳甲艇两部分组成。

耳甲腔：耳轮脚以下的耳甲部分。

耳甲艇：耳轮脚以上的耳甲部分。

外耳道口：耳甲腔前方的孔窍。

（二）耳郭背面

耳轮背面：耳轮的外侧面。因耳轮向前卷曲，故耳轮背面多向前方。

耳垂背面：耳垂的背面平坦部分。

对耳轮沟：对耳轮上脚与对耳轮体在背面的凹沟，又称"耳背沟"。

对耳轮下脚沟：对耳轮下脚背面的凹沟。

三角窝隆起：三角窝背面的隆起部分。

耳甲艇、腔隆起：耳甲艇、耳甲腔背面的隆起。

三、耳穴的分布

耳穴，是指分布在耳郭上的一些特定区域。人体的脏腑或躯体发生病变时，往往在耳郭的相应部位出现压痛敏感、皮肤电特异性改变和变形、变色等反应。参考这些现象来诊断疾病，并通过刺激这些部位可防治疾病。

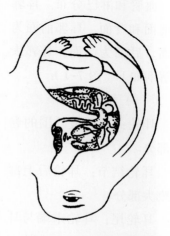

图 7-2　耳穴分布规律

　　耳穴在耳郭上的分布有一定的规律，好像一个在子宫内倒置的胎儿（图 7-2），头部朝下，臀部朝上，胸腹躯干部在中间。大体上：与头面相应的穴位在耳垂及其附近，与上肢相应的穴位居耳舟，与躯干和下肢相应的穴位在对耳轮体部和对耳轮上、下脚，与内脏相应的穴位集中在耳甲，与消化道相应的穴位围绕耳轮脚，呈环形排列。

四、常用耳穴的定位与主治

　　为了方便准确取穴，按《耳穴名称与部位》国家标准方案，将每个部位划分成若干个区，共计有 91 个穴位，耳郭分区代号见图（图 7-3，图 7-4），耳穴定位见图（图 7-5，图 7-6）。现将部位和主治分述如下：

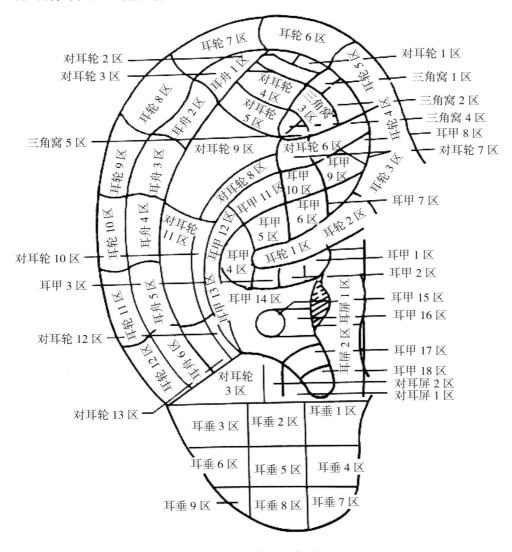

图 7-3　耳穴分区示意图

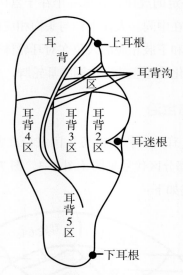

图 7-4　耳背穴分区示意图

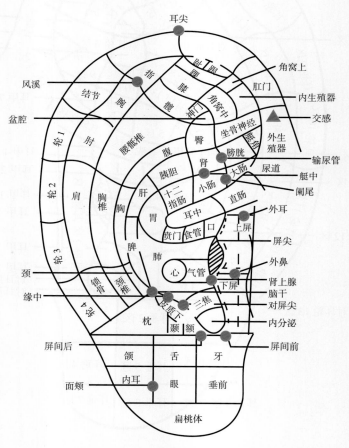

图 7-5　耳穴定位示意图

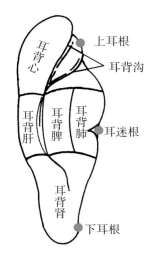

图 7-6　耳背穴定位示意图

（一）耳轮部

耳轮部共 12 个区。耳轮脚为耳轮 1 区。耳轮脚切迹到对耳轮下脚上缘之间的耳轮分为 3 等份，自下而上依次为耳轮 2 区、3 区、4 区；对耳轮下脚上缘到对耳轮上脚前缘之间的耳轮为耳轮 5 区；对耳轮上脚前缘到耳尖之间的耳轮为耳轮 6 区；耳尖到耳轮结节上缘为耳轮 7 区；耳轮结节上缘到耳轮结节下缘为耳轮 8 区；耳轮结节下缘到轮垂切迹之间的耳轮分为 4 等份，自上而下依次为耳轮 9 区、10 区、11 区、12 区。

1. 耳中（膈）

定位：在耳轮脚处，即耳轮 1 区。

主治：呃逆，黄疸，消化不良，咯血，荨麻疹，皮肤瘙痒症，小儿遗尿。

2. 直肠

定位：在耳轮脚棘前上方的耳轮处，即耳轮 2 区。

主治：便秘，腹泻，脱肛，痔疮。

3. 尿道

定位：在直肠上方的耳轮处，即耳轮 3 区。

主治：尿频，尿急，尿痛，遗尿，尿潴留。

4. 外生殖器

定位：在对耳轮下脚前方的耳轮处，即耳轮 4 区。

主治：睾丸炎，阳痿，阴道炎，外阴瘙痒症。

5. 肛门（痔核点）

定位：在三角窝前方的耳轮处，即耳轮 5 区。

主治：痔疾，肛裂，脱肛。

6. 耳尖（扁桃体）

定位：在耳郭向前对折的上部尖端处，即耳轮 6、7 区交界处。

主治：发热，高血压，急性结膜炎，睑腺炎，牙痛，失眠。

7. 结节（肝阳）

定位：在耳轮结节处，即耳轮 8 区。

主治：头晕，头痛，高血压。

8. 轮 1

定位：在耳轮结节下方的耳轮处，即耳轮 9 区。

主治：发热，扁桃体炎，上呼吸道感染。

9. 轮 2

定位：在轮 1 区下方的耳轮处，即耳轮 10 区。

主治：发热，扁桃体炎，上呼吸道感染。

10. 轮 3

定位：在轮 2 区下方的耳轮处，即耳轮 11 区。

主治：发热，扁桃体炎，上呼吸道感染。

11. 轮 4

定位：在轮 3 区下方的耳轮处，即耳轮 12 区。

主治：发热，扁桃体炎，上呼吸道感染。

（二）耳舟部

耳舟共有 6 个区。将耳舟分为 6 等份，自上而下依次为耳舟 1 区、2 区、3 区、4 区、5 区、6 区。

1. 指

定位：在耳舟上方处，即耳舟 1 区。

主治：手指麻木和疼痛，甲沟炎。

2. 腕

定位：在指区的下方处，即耳舟 2 区。

主治：腕部麻木和疼痛。

3. 风溪（过敏区、荨麻疹点）

定位：在耳轮结节前方，指区与腕区之间，即耳舟 1、2 区交界处。

主治：荨麻疹，皮肤瘙痒症，过敏性鼻炎。

4. 肘

定位：在腕区的下方处，即耳舟 3 区。

主治：肘部麻木和疼痛，肱骨外上髁炎。

5.肩

定位：在肘区的下方处，即耳舟 4、5 区。

主治：肩部麻木和疼痛，肩关节周围炎。

6.锁骨

定位：在肩区的下方处，即耳舟 6 区。

主治：肩关节周围炎。

（三）对耳轮部

对耳轮共有 13 个区。对耳轮上脚分为上、中、下 3 等份，下 1/3 为对耳轮 5 区，中 1/3 为对耳轮 4 区；再将上 1/3 分为上、下两等份，下 1/2 为对耳轮 3 区，再将上 1/2 分为前后两等份，后 1/2 为对耳轮 2 区，前 1/2 为对耳轮 1 区。对耳轮下脚分为前、中、后 3 等份，中、前 2/3 为对耳轮 6 区，后 1/3 为对耳轮 7 区。将对耳轮体从对耳轮上、下脚分叉处至轮屏切迹分为 5 等份，再沿对耳轮耳甲缘将对耳轮体分为前 1/4 和后 3/4 两部分，前上 2/5 为对耳轮 8 区，后上 2/5 为对耳轮 9 区，前中 2/5 为对耳轮 10 区，后中 2/5 为对耳轮 11 区，前下 1/5 为对耳轮 12 区，后下 1/5 为对耳轮 13 区。

1.跟

定位：在对耳轮上脚前上部，即对耳轮 1 区。

主治：足跟疼痛。

2.趾

定位：在耳尖下方的对耳轮上脚后上部，即对耳轮 2 区。

主治：足趾麻木和疼痛，甲沟炎。

3.踝（踝关节）

定位：在趾、跟区下方处，即对耳轮 3 区。

主治：踝关节扭伤，踝关节炎。

4.膝（膝关节）

定位：在对耳轮上脚中 1/3 处，即对耳轮 4 区。

主治：膝关节炎，坐骨神经痛。

5.髋（髋关节）

定位：在对耳轮上脚的下 1/3 处，即对耳轮 5 区。

主治：髋关节疼痛，腰骶部疼痛，坐骨神经痛。

6.坐骨神经（坐骨）

定位：在对耳轮下脚的前 2/3 处，即对耳轮 6 区。

主治：坐骨神经痛，下肢瘫痪。

7. 交感

定位：在对耳轮下脚前端与耳轮内缘交界处，即对耳轮6区前端。

主治：胃肠痉挛，心绞痛，胆绞痛，输尿管结石，自主神经功能紊乱。

8. 臀

定位：在对耳轮下脚的后 1/3 处，即对耳轮 7 区。

主治：坐骨神经痛，臀筋膜炎。

9. 腹

定位：在对耳轮体前部上 2/5 处，即对耳轮 8 区。

主治：腹痛，腹胀，腹泻，急性腰扭伤，痛经，产后宫缩痛。

10. 腰骶椎

定位：在腹区后方，即对耳轮 9 区。

主治：腰骶部疼痛。

11. 胸

定位：在对耳轮体前部中 2/5 处，即对耳轮 10 区。

主治：胸胁疼痛，胸闷，乳腺炎，肋间神经痛。

12. 胸椎（乳腺）

定位：在胸区后方，即对耳轮 11 区。

主治：胸胁疼痛，经前乳房胀痛，乳腺炎，产后泌乳不足。

13. 颈（甲状腺）

定位：在对耳轮体前部下 1/5 处，即对耳轮 12 区。

主治：落枕，颈部扭伤，单纯性甲状腺肿。

14. 颈椎

定位：在颈区后方，即对耳轮 13 区。

主治：落枕，颈椎综合征。

（四）三角窝部

三角窝部共有 5 个区。将三角窝由耳轮内缘至对耳轮上、下脚分叉处分为前、中、后 3 等份，将前 1/3 分为上、中、下 3 等份，上 1/3 为三角窝 1 区，中、下 2/3 为三角窝 2 区；中 1/3 为三角窝 3 区；将后 1/3 分为上、下两等份，上 1/2 为三角窝 4 区，下 1/2 为三角窝 5 区。

1. 角窝上（降压点）

定位：在三角窝前 1/3 的上部，即三角窝 1 区。

主治：高血压。

2. 内生殖器（子宫、精宫、天癸）

定位：在三角窝前 1/3 的下部，即三角窝 2 区。

主治：月经不调，痛经，白带过多，盆腔炎，功能性子宫出血，遗精，阳痿，早泄。

3. 角窝中

定位：在三角窝中 1/3 处，即三角窝 3 区。

主治：哮喘。

4. 神门

定位：在三角窝后 1/3 的上部，即三角窝 4 区。

主治：失眠，多梦，烦躁，咳嗽，眩晕，痛证，戒断综合征等。

5. 盆腔（腰痛点）

定位：在三角窝后 1/3 的下部，即三角窝 5 区。

主治：盆腔炎，附件炎。

（五）耳屏部

耳屏共有 4 个区。将耳屏外侧面分为上、下两等份，上部为耳屏 1 区，下部为耳屏 2 区。将耳屏内侧面分为上、下两等份，上部为耳屏 3 区，下部为耳屏 4 区。

1. 上屏

定位：在耳屏外侧面上 1/2 处，即耳屏 1 区。

主治：咽炎、鼻炎。

2. 下屏

定位：在耳屏外侧面下 1/2 处，即耳屏 2 区。

主治：鼻塞、鼻炎。

3. 外耳（耳）

定位：在屏上切迹前方近耳轮部，即耳屏 1 区上缘处。

主治：耳鸣，耳聋，眩晕，外耳道炎，中耳炎。

4. 屏尖（珠顶、渴点）

定位：在耳屏游离缘上部尖端，即耳屏 1 区后缘处。

主治：炎症，发热，牙痛。

5. 外鼻（鼻眼净、饥点）

定位：在耳屏外侧面中部，即耳屏 1、2 区之间。

主治：鼻炎，鼻前庭炎。

6. 肾上腺（下屏尖）

定位：在耳屏游离缘下部尖端，即耳屏 2 区后缘处。

主治：低血压，风湿性关节炎，腮腺炎，间日疟，哮喘，休克。

7. 咽喉

定位：在耳屏内侧面上 1/2 处，即耳屏 3 区。

主治：咽喉肿痛，声音嘶哑，咽喉炎，扁桃体炎，失语，哮喘。

8. 内鼻

定位：在耳屏内侧面下 1/2 处，即耳屏 4 区。

主治：鼻炎，鼻衄，副鼻窦炎。

9. 屏间前

定位：在屏间切迹前方耳屏最下部，即耳屏 2 区下缘处。

主治：咽炎、口腔炎。

（六）对耳屏部

对耳屏共有 4 个区。由对屏尖及对屏尖至轮屏切迹连线之中点，分别向耳垂上线作两条垂线，将对耳屏外侧面及其后部分为前、中、后 3 区，前为对耳屏 1 区，中为对耳屏 2 区，后为对耳屏 3 区。对耳屏内侧面为对耳屏 4 区。

1. 额

定位：在对耳屏外侧面的前部，即对耳屏 1 区。

主治：头痛，头晕，失眠，多梦。

2. 屏间后

定位：在屏间切迹后方对耳屏前下部，即对耳屏 1 区下缘处。

主治：额窦炎。

3. 颞（太阳）

定位：在对耳屏外侧面的中部，即对耳屏 2 区。

主治：偏头痛，头晕。

4. 枕（晕点）

定位：在对耳屏外侧面的后部，即对耳屏 3 区。

主治：头痛，头晕，哮喘，癫痫，失眠，神经衰弱。

5. 皮质下

定位：在对耳屏内侧面，即对耳屏 4 区。

主治：失眠，多梦，神经衰弱，痛证，间日疟，假性近视。

6. 对屏尖（平喘、腮腺）

定位：在对耳屏游离缘的尖端，即对耳屏 1、2、4 区交点处。

主治：哮喘，咳嗽，腮腺炎，遗尿，皮肤瘙痒症，睾丸炎，附睾炎，神经性皮炎。

7. 缘中（脑点、遗尿点）

定位：在对耳屏游离缘上，对屏尖与轮屏切迹之中点处，即对耳屏 2、3、4 区交点处。

主治：失眠，遗尿，内耳眩晕症，功能性子宫出血。

8. 脑干

定位：在轮屏切迹处，即对耳屏 3、4 区之间。

主治：眩晕，后头痛，假性近视。

（七）耳甲部

耳甲部用标志点、线分为 18 个区。在耳轮的内缘上，设耳轮脚切迹到对耳轮下脚间中、上 1/3 交界处为 A 点；在耳甲内，由耳轮脚消失处向后作一水平线与对耳轮耳甲缘相交，设交点为 D 点；设耳轮脚消失处到 D 点连线的中、后 1/3 交界处为 B 点；设外耳道口后缘上 1/4 与下 3/4 交界处为 C 点。从 A 点向 B 点作一条与对耳轮耳甲艇缘弧度大体相仿的曲线；从 B 点向 C 点作一条与耳轮脚下缘弧度大体相仿的曲线。

将 BC 线前段与耳轮脚下缘间分成 3 等份，前 1/3 为耳甲 1 区，中 1/3 为耳甲 2 区，后 1/3 为耳甲 3 区。ABC 线前方，耳轮脚消失处为耳甲 4 区。将 AB 线前段与耳轮脚上缘及部分耳轮内缘间分成 3 等份，后 1/3 为 5 区，中 1/3 为 6 区，前 1/3 为 7 区。将对耳轮下脚下缘前、中 1/3 交界处与 A 点连线，该线前方的耳甲艇部为耳甲 8 区。将 AB 线前段与对耳轮下脚下缘间耳甲 8 区以后的部分，分为前、后两等份，前 1/2 为耳甲 9 区，后 1/2 为耳甲 10 区。在 AB 线后段上方的耳甲艇部，将耳甲 10 区后缘与 BD 线之间分成上、下两等份，上 1/2 为耳甲 11 区，下 1/2 为耳甲 12 区。由轮屏切迹至 B 点作连线，该线后方、BD 线下方的耳甲腔部为耳甲 13 区。以耳甲腔中央为圆心，圆心与 BC 线间距离的 1/2 为半径作圆，该圆形区域为耳甲 15 区。过 15 区的最高点及最低点分别向外耳门后壁作两条切线，切线间为耳甲 16 区。15、16 区周围为耳甲 14 区。将外耳门的最低点与对耳屏耳甲缘中点相连，再将该线以下的耳甲腔部分为上、下两等份，上 1/2 为耳甲 17 区，下 1/2 为耳甲 18 区。

1. 口

定位：在耳轮脚下方前 1/3 处，即耳甲 1 区。

主治：面瘫，口腔炎，舌炎，牙周炎，胆囊炎，胆石症，戒断综合征。

2. 食道

定位：在耳轮脚下方中 1/3 处，即耳甲 2 区。

主治：食道炎，食道痉挛。

3. 贲门

定位：在耳轮脚下方后 1/3 处，即耳甲 3 区。

主治：恶心，呕吐，贲门痉挛。

4. 胃

定位：在耳轮脚消失处，即耳甲 4 区。

主治：胃痉挛，胃炎，胃溃疡，呃逆，恶心，呕吐，消化不良，失眠，牙痛，前额痛。

5. 十二指肠

定位：在耳轮脚及部分耳轮与 AB 线之间的后 1/3 处，即耳甲 5 区。

主治：十二指肠溃疡，胆囊炎，胆石症，幽门痉挛，腹痛，腹胀，腹泻。

6. 小肠

定位：在耳轮脚及部分耳轮与 AB 线之间的中 1/3 处，即耳甲 6 区。

主治：消化不良，腹痛，心悸，心律不齐，心动过速。

7. 大肠

定位：在耳轮脚及部分耳轮与 AB 线之间的前 1/3 处，即耳甲 7 区。

主治：腹泻，便秘，痢疾，咳嗽，痤疮。

8. 阑尾

定位：在小肠区与大肠区之间，即耳甲 6、7 区交界处。

主治：单纯性阑尾炎，腹泻。

9. 艇角

定位：在对耳轮下脚下方前部，即耳甲 8 区。

主治：前列腺炎，尿道炎。

10. 膀胱

定位：在对耳轮下脚下方中部，即耳甲 9 区。

主治：膀胱炎，遗尿，尿潴留，腰痛，坐骨神经痛，后头痛。

11. 肾

定位：在对耳轮下脚下方后部，即耳甲 10 区。

主治：腰痛，耳鸣，神经衰弱，肾盂肾炎，遗尿，遗精，阳痿，早泄，哮喘，月经不调。

12. 输尿管

定位：在肾区与膀胱区之间，即耳甲 9、10 区交界处。

主治：输尿管结石绞痛。

13. 胰胆

定位：在耳甲艇的后上部，即耳甲 11 区。

主治：急性胰腺炎，胆囊炎，胆石症，消化不良，偏头痛，疟疾，带状疱疹，中耳炎，耳鸣，听力减退。

14. 肝

定位：在耳甲艇的后下部，即耳甲 12 区。

主治：胁痛，眩晕，经前期紧张症，月经不调，高血压，更年期综合征，近视，单纯性青光眼。

15. 艇中

定位：在小肠区与肾区之间，即耳甲 6、10 区交界处。

主治：腹痛，腹胀，胆道蛔虫症。

16. 脾

定位：在 BD 线下方，耳甲腔的后上部，即耳甲 13 区。

主治：腹胀，腹泻，便秘，消化不良，胃痛，食欲不振，口腔炎，功能性子宫出血，白带过多，内耳眩晕症。

17. 心

定位：在耳甲腔正中凹陷处，即耳甲 15 区。

主治：心动过速，心律不齐，心绞痛，无脉症，神经衰弱，癔症，癫狂，口舌生疮，咽炎，多汗，盗汗。

18. 气管

定位：在心区与外耳门之间，即耳甲 16 区。

主治：咳嗽，哮喘，支气管炎。

19. 肺（肺点、结核点、肺气肿点）

定位：在心、气管区周围处，即耳甲 14 区。

主治：咳嗽，胸闷，声音嘶哑，皮肤瘙痒症，荨麻疹，便秘，戒断综合征。

20. 三焦

定位：在外耳门后下方，肺与内分泌区之间，即耳甲 17 区。

主治：浮肿，便秘，腹胀，上肢外侧疼痛。

21. 内分泌（屏间）

定位：在屏间切迹内，耳甲腔的底部，即耳甲 18 区。

主治：月经不调，痛经，更年期综合征，痤疮，间日疟，甲状腺功能亢进或减退症。

（八）耳垂部

耳垂共有 9 个区。在耳垂上线至耳垂下缘最低点之间划两条等距离平行线，于上平行线上引两条垂直等分线，将耳垂分为 9 个区，上部由前到后依次为耳垂 1 区、2 区、3 区；中部由前到后依次为耳垂 4 区、5 区、6 区；下部由前到后依次为耳垂 7 区、8 区、9 区。

1. 牙（拔牙麻醉点、牙痛点、升压点）

定位：在耳垂正面前上部，即耳垂 1 区。

主治：牙痛，牙周炎，低血压。

2. 舌（上颚、下颚）

定位：在耳垂正面中上部，即耳垂2区。

主治：舌炎，口腔炎。

3. 颌（上颌、下颌）

定位：在耳垂正面后上部，即耳垂3区。

主治：牙痛，颞颌关节功能紊乱。

4. 垂前（拔牙麻醉点、神经衰弱点）

定位：在耳垂正面前中部，即耳垂4区。

主治：牙痛，牙周炎，神经衰弱。

5. 眼

定位：在耳垂正面中央部，即耳垂5区。

主治：急性结膜炎，睑腺炎，电光性眼炎，假性近视。

6. 内耳

定位：在耳垂正面后中部，即耳垂6区。

主治：耳鸣，听力减退，内耳眩晕症，中耳炎。

7. 面颊（颊）

定位：在耳垂正面眼区与内耳区之间，即耳垂5、6区交界处。

主治：面瘫，面肌痉挛，腮腺炎，三叉神经痛，痤疮，扁平疣。

8. 扁桃体

定位：在耳垂正面下部，即耳垂7、8、9区。

主治：扁桃体炎，咽炎。

（九）耳背部

耳背共有5个区。分别过对耳轮上、下脚分叉处耳背对应点和轮屏切迹耳背对应点作两条水平线，将耳背分为上、中、下3部，上部为耳背1区，下部为耳背5区；再将中部分为内、中、外3等份，内1/3为耳背2区，中1/3为耳背3区，外1/3为耳背4区。

1. 耳背心

定位：在耳背上部，即耳背1区。

主治：心悸，失眠，多梦。

2. 耳背肺

定位：在耳背中内部，即耳背2区。

主治：哮喘，皮肤瘙痒症。

3. 耳背脾

定位：在耳背中央部，即耳背3区。

主治：胃痛，消化不良，食欲不振。

4. 耳背肝

定位：在耳背中外部，即耳背 4 区。

主治：胆囊炎，胆石症，胁痛。

5. 耳背肾

定位：在耳背下部，即耳背 5 区。

主治：头晕，头痛，神经衰弱。

6. 耳背沟（降压沟）

定位：在对耳轮沟和对耳轮上、下脚沟处。

主治：高血压，皮肤瘙痒症。

（十）耳根部

1. 上耳根（郁中、脊髓 1）

定位：在耳郭与头部相连的最上处。

主治：鼻衄。

2. 耳迷根

定位：在耳轮脚后沟的耳根处。

主治：腹痛，腹泻，胆囊炎，胆石症，胆道蛔虫症，鼻塞，心动过速。

3. 下耳根（郁中、脊髓 2）

定位：在耳郭与头部相连的最下处。

主治：头痛，牙痛，低血压，下肢瘫痪，小儿麻痹后遗症。

五、耳穴的探察

当机体患病时，往往在相应的耳穴区域内会出现较为明显的各种阳性反应点。实践证明，探查或刺激这些反应点，对临床辅助诊断和提高疗效，具有重要意义。常用探查法有以下 4 种：

1. 观察法　用拇、食二指牵拉耳轮后上方，用肉眼或借助于放大镜在自然光线下，对耳郭由上而下、从内至外，分区观察有无变形、变色、隆起、凹陷、丘疹、水泡、脱屑、疣赘、充血、色素沉着等阳性反应，即作为耳针的治疗点。

2. 按压法　选用探棒、火柴头或毫针尾等较圆钝物品，用轻、慢、均匀的压力，在与疾病相应的耳穴区域内从周围逐渐向中心探压，也可自上而下、自内而外地对整个耳郭进行普查。按压时仔细探查压痛点。当压到敏感点时，患者会出现皱眉、眨眼、呼痛、躲闪等反应。探查时让患者仔细体会各点压痛程度，相互比较，找出压痛最明显的反应点，压痛最为明显的点可作为耳针的治疗点。

3. **手指触摸法**　医生一食指紧贴耳背，拇指指腹轻抚耳郭前面，比较有无隆起、增厚、结节及大小、硬度等情况。少数患者应用按压法找不到压痛点时，可用手指按摩该耳区，然后再进行测定。

4. **电测定法**　当机体患病时，多数患者相应耳穴的电阻下降，皮肤导电量增高，称"良导点"，这种良导点可作为耳针治疗的刺激点。测定时患者一手握住探测仪的一极，医者手执探测头，在患者耳郭上进行探查，当探头触及敏感点（良导点）时，通过指示信号、音响或仪表等即可反映出来。

临床应用时，应将各种方法有机结合，才能全面了解阳性反应点的位置与变化，排除假阳性，为耳针法诊治提供依据。

六、临床应用

（一）选穴原则

1. **按病选穴**　根据病变部位，在耳郭上选取相应部位的耳穴。如胃病取胃穴；眼病取眼穴等。

2. **辨证选穴**　根据中医的脏腑、经络学说辨证选用相关耳穴。如脱发取肾穴；皮肤病取肺、大肠穴；眼病取肝穴等。

3. **对症选穴**　根据现代医学的生理、病理知识，对症选用有关耳穴。如月经不调取内分泌；胃痛取交感；失眠取皮质下等。

4. **经验选穴**：根据临床经验选用有效耳穴。如发热取耳尖穴，牙痛取神门穴等。

（二）适应范围

耳针在临床上治疗的疾病很广，不仅用于治疗许多功能性疾病，而且对一部分器质性疾病也有一定的疗效。

1. **疼痛性疾病**　如各种扭挫伤、落枕等外伤性疼痛；头痛、偏头痛、三叉神经痛、带状疱疹、坐骨神经痛等神经性疼痛；五官、颅脑、胸腹、四肢各种外科手术后所产生的伤口痛；麻醉后的手术后遗痛等，均有较好的止痛效果。

2. **炎性疾病及传染病**　如急慢性结膜炎、牙周炎、中耳炎、咽喉炎、扁桃体炎、胆囊炎、流感、百日咳、菌痢、腮腺炎、面神经炎、肠炎、盆腔炎、风湿性关节炎等，有一定的消炎止痛作用。

3. **功能紊乱性疾病**　如胃肠神经官能症、心脏神经官能症、心律不齐、高血压、眩晕症、多汗症、月经不调、遗尿、神经衰弱、癔症等疾患，具有良性调整作用。

4. **过敏及变态反应性疾病**　如荨麻疹、哮喘、过敏性鼻炎、过敏性结肠炎、过敏性紫癜等疾患，具有脱敏、改善免疫功能的作用。

5. **内分泌代谢紊乱性疾病**　如甲状腺功能亢进或低下、糖尿病、肥胖症、更年期综合征等，有改善症状、减少用药量的辅助治疗作用。

6.其他　催乳、催产，预防和治疗输血、输液反应，还可用于预防感冒、晕车、晕船，同时还有美容、戒烟、戒毒、延缓衰老、防病保健等作用。

（三）操作方法

耳穴的刺激方法较多，下面仅介绍一些目前临床常用的方法。

1.毫针法　此为利用毫针针刺耳穴，治疗疾病的一种常用方法。其操作程序如下：

（1）定穴和消毒：诊断明确后，选取相关的耳穴或阳性反应点、敏感点作为针刺点。针刺前耳穴必须严格消毒，先用 2% 碘酒消毒，再用 75% 的乙醇脱碘，待乙醇干后施术。

（2）体位和进针：一般采用坐位，如年老体弱、病重或精神紧张者宜采用卧位。针具选用 28 ～ 30 号粗细的 0.3 ～ 0.5 寸长的不锈钢毫针。进针时，医者左手拇食二指固定耳郭，中指托着针刺部的耳背，既可以掌握针刺的深度，又可以减轻针刺疼痛。然后用右手拇食二指持针，用快速插入的速刺法或慢慢捻入的慢刺法将针刺入。刺入深度应视患者耳郭局部的厚薄灵活掌握，一般刺入皮肤 2 ～ 3 分，达软骨后以毫针直立不摇晃为准，但不可刺透耳郭背面皮肤。刺入耳穴后，如局部感应强烈，患者症状往往有即刻减轻感；如局部无针感，应调整针刺的方向、深度和角度。刺激强度和手法依病情、体质、证型、耐受度等综合考虑。

（3）留针和出针：留针时间一般 15 ～ 30 分钟。慢性病、疼痛性疾病留针时间适当延长。留针期间，每隔 10 分钟运针 1 次。出针时，医者左手托住耳郭，右手迅速将毫针垂直拔出，再用消毒干棉球压迫针孔，以防止出血。

（4）疗程：急性病证，两侧耳穴同时用，日 1 次，病好为止；慢性病证，每次用一侧耳穴，每日或隔日 1 次，两耳交替针刺，7 ～ 10 次为一疗程。疗程间休息 3 ～ 5 天。

2.电针法　此为毫针法与脉冲电流刺激相结合的一种疗法。针刺获得针感后，接上电针治疗仪两个极，具体操作参照电针法。通电时间一般以 10 ～ 20 分钟为宜。适应于神经系统疾患、内脏痉挛、哮喘等。

3.埋针法　此为将皮内针埋入耳穴治疗疾病的方法，适用于慢性疾病和疼痛性疾病，起到持续刺激，巩固疗效和防止复发的目的。

使用时，左手固定常规消毒后的耳郭，右手用镊子挟住皮内针针柄，轻轻刺入所选耳穴，再用胶布固定。一般埋患侧耳郭，必要时埋双耳，每日自行按压 3 次，每次留针 3 ～ 5 天，3 次为一疗程。

4.压丸法　即在耳穴表面贴敷压丸的一种简易疗法。此法既能持续刺激穴位，又安全无痛，无副作用，目前广泛应用于临床。

压丸所选材料可就地取材，如王不留行籽、油菜籽、小米、绿豆、白芥子等，也可选用磁珠。临床多用王不留行籽。

应用时，先消毒欲贴压耳穴的耳郭局部，将王不留行籽贴附在 0.6cm×0.6cm 大小胶布中央，用镊子挟住，贴敷在选取的耳穴上，每日自行按压 3～5 次，每次每穴按压 1 分钟左右，3～5 天更换 1 次，双耳交替。刺激强度以患者情况而定，一般儿童、孕妇、年老体弱、神经衰弱者用轻刺激法，急性疼痛性病证宜用强刺激法。

5.穴位注射法：将微量药物注入耳穴，通过注射针对耳穴的刺激及药物的药理作用达到治疗疾病目的的方法。

操作前根据病情选用相应的注射药液，所用针具为 1mL 注射器和 26 号注射针头。左手固定耳郭，右手持注射器刺入耳穴的皮内或皮下，行常规皮试操作，缓缓推入 0.1～0.3mL 药物，使皮肤形成小皮丘，耳郭有痛、胀、红、热等反应，完毕后用消毒干棉球轻轻压迫针孔。每次 1～3 穴，每穴注入 0.1～0.3mL，隔日 1 次，7～10 次为一疗程。

使用本法时应注意严格消毒，做到无菌操作；凡能导致过敏反应的药物，如青霉素、普鲁卡因等，须先作皮试，阴性者方可使用；了解所选药物的药理作用、禁忌证、有效期等，有较大副作用、刺激性及超过有效期的药物均不能使用。

七、注意事项

1. 严格消毒，防止感染。因耳郭暴露在外，表面凹凸不平，结构特殊，针刺前必须严格消毒，耳郭上有溃疡、湿疹、伤面和炎症部位禁针。针刺后如针孔发红、肿胀，应及时涂 2% 的碘酒，防止化脓性软骨膜炎的发生。

2. 对扭伤和有运动障碍的患者，进针后应嘱其适当活动患部，有助于提高疗效。

3. 有习惯性流产的孕妇应禁针。

4. 患有严重器质性病变和伴有高度贫血者不宜针刺，对严重心脏病、高血压病患者不宜行强刺激法。

5. 耳针治疗时亦应注意防止发生晕针，一旦发生应及时处理。

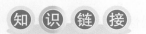

耳针治疗常见病证选穴举例

1. 神经衰弱：皮质下、神门、心、肾、枕、垂前。

2. 急慢性胃炎：胃、脾、交感、大小肠、皮质下、神门。

3. 急性扭挫伤：相应部位、神门、皮质下、缘中。

4. 高血压：角窝上、耳背沟、肝、肾、耳尖、枕、额、心、皮质下、交感。

5. 遗尿：肾、膀胱、皮质下、神门、耳中、脾、三焦、脑干。

6. 痛经：子宫、交感、内分泌、皮质下、肝、脾、肾、神门、肾上腺。

7. 近视：眼、目1、目2、肝、肾、皮质下、神门。

8. 输液反应：对屏尖、肾上腺。

项目二　头针

头针，又称头皮针，是在头部特定的头穴线上进行针刺以防治疾病的一种方法。头针的理论依据主要有二：一是根据传统的脏腑经络理论，二是根据大脑皮层的功能定位在头皮的投影，二者相结合，逐渐形成了现在的头针。

目前头针已广泛应用于临床，并推广到世界多个国家。为了适应头针疗法的推广和交流，促进其进一步发展，中国针灸学会按分区定经，经上选穴，并结合古代透刺穴位方法的原则，制订了《头皮针穴名国际标准化方案》，并于1984年在日本召开的世界卫生组织西太区会议上正式通过。本书对头穴线的名称和定位的编写，以该方案为准。

一、头与脏腑经络的关系

头针法是在传统的针灸理论基础上发展起来的，早在《素问·脉要精微论》中就指出"头为精明之府"。张介宾注为"五脏六腑之精气，皆上升于头"。说明头部与人体内的脏腑器官及其功能有着密切的联系。头为诸阳之会，手足六阳经皆上循于头面，六阴经中手少阴与足厥阴经也直接上行头面部，所有阴经的经别均合于相表里的阳经而上达头面。有关头部腧穴治疗的病证，《内经》有所记载，后世《针灸甲乙经》《针灸大成》等文献中，记载头部腧穴治疗全身各种疾病的内容则更加丰富。

二、头穴线的定位与主治

标准头穴线均位于头皮的部位，按颅骨的解剖名称分额区、顶区、顶颞区、颞区、枕区5个区、14条标准线（左侧、右侧、中央共25条）。兹将定位及主治分述如下：

（一）额区

1. 额中线

定位：在头前部，从督脉神庭穴向前引一条长1寸的直线。（图7-7）

主治：癫痫、精神失常、鼻病等。

2. 额旁1线

定位：在头前部，从膀胱经眉冲穴向前引一条长1寸的直线。（图7-7）

主治：癫痫、精神失常、鼻病等。

3. 额旁2线

定位：在头前部，从胆经头临泣穴向前引一条长1寸的直线。（图7-7）

主治：急慢性胃炎、胃和十二指脂溃疡、肝胆疾病等。

4. 额旁3线

定位：在头前部，从胃经头维穴内侧0.75寸起向下引一条长1寸的直线。（图7-7）

主治：功能性子宫出血、阳痿、遗精、子宫脱垂、尿频、尿急等。

（二）顶区

1. 顶中线

定位：在头顶部，即从督脉百会穴至前顶穴。（图7-8）

主治：腰腿足病，如瘫痪、麻木、疼痛，以及皮层性多尿、脱肛、小儿夜尿、高血压、头顶痛等。

2. 顶旁1线

定位：在头顶部，督脉旁1.5寸，从膀胱经通天穴向后引一条长1.5寸直线。（图7-8）

主治：腰腿病证，如瘫痪、麻木、疼痛等。

3. 顶旁2线

定位：在头顶部，督脉旁开2.25寸，从胆经正营穴向后引一条长1.5寸直线到承灵穴。（图7-8）

主治：肩、臂、手病证，如瘫痪、麻木、疼痛等。

（三）顶颞区

1. 顶颞前斜线

定位：在头顶部，头侧部，从头部经外奇穴前神聪穴（百会前1寸）至颞部胆经悬厘穴引一直线。（图7-9）

主治：全线分5等份，上1/5治疗对侧下肢和躯干瘫痪，中2/5治疗对侧上肢瘫痪，下2/5治疗对侧中枢性面瘫、运动性失语、流涎、脑动脉粥样硬化等。

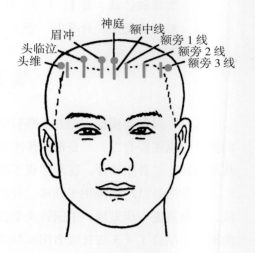

图7-7 额区

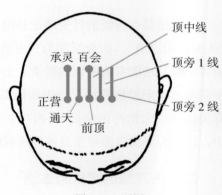

图7-8 顶区

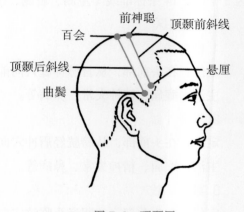

图7-9 顶颞区

2. 顶颞后斜线

定位：在头顶部，头侧部，顶颞前斜线之后 1 寸，与其平行的线。从督脉百会至颞部胆经曲鬓穴引一直线。（图 7-9）

主治：全线分 5 等份，上 1/5 治疗对侧下肢和躯干感觉异常，中 2/5 治疗对侧上肢感觉异常，下 2/5 治疗对侧头面部感觉异常。

（四）颞区

1. 颞前线

定位：在头的颞部，从胆经颔厌穴至悬厘穴连一直线。（图 7-10）

主治：偏头痛、运动性失语、周围性面神经麻痹和口腔疾病等。

2. 颞后线

定位：在头的颞部，从胆经率谷穴向下至曲鬓穴连一直线。（图 7-10）

主治：偏头痛、耳鸣、耳聋、眩晕等。

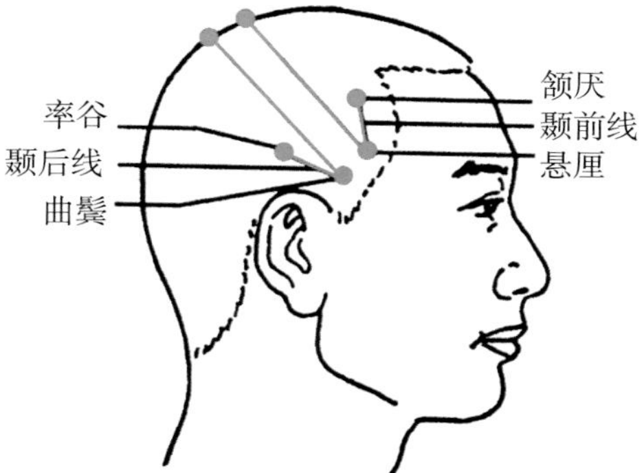

（五）枕区

1. 枕上正中线

定位：在后头部，即督脉强间穴至脑户穴一段，长 1.5 寸。（图 7-11）

主治：眼病、足癣等。

2. 枕上旁线

定位：在后头部，枕上正中线旁开 0.5 寸，与枕上正中线平行。（图 7-11）

主治：皮层性视力障碍、白内障、近视等。

3. 枕下旁线

定位：在后头部，从膀胱经玉枕穴向下引一直线，长 2 寸。（图 7-11）

主治：小脑疾病引起的平衡障碍、后头痛等。

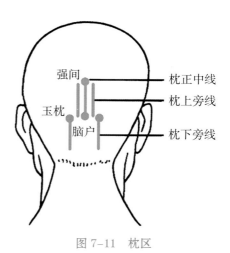

图 7-10　颞区

图 7-11　枕区

三、操作方法

1. 体位　根据所取的头穴线，选用相应的坐位或卧位，局部常规消毒。

2. 进针　一般选用 28 ～ 30 号长 1.5 ～ 2 寸的毫针，针与头皮呈 30° 夹角，快速将针刺入头皮下，当针尖达到帽状腱膜下层时，指下感到阻力减小，然后使针与头皮平行，继续捻转进针，根据不同头穴线刺入一定深度。

3. 运针　头针的运针只捻转不提插。捻针时一般以拇指掌面和食指桡侧面夹持针柄，以食指掌指关节快速连续的屈伸，使针身左右旋转，捻转速度每分钟 200 次左右，持续捻转 2 ～ 3 分钟，留针 20 ～ 30 分钟，留针期间反复操作 2 ～ 3 次。偏瘫患者留针期间嘱其活动肢体，有助于提高疗效。

4. 出针　押手固定穴区周围头皮，刺手夹持针柄轻轻捻转松动针身，慢慢出针。出针后需用消毒干棉球按压针孔片刻，以防出血。每日或隔日 1 次，一般 10 次为一疗程，休息 3 ～ 5 天，再作下一疗程的治疗。

四、临床应用

头针主要用于治疗脑源性疾病，如中风偏瘫、肢体麻木、失语、皮层性多尿、眩晕、耳鸣、舞蹈病、癫痫、脑瘫、小儿弱智、震颤麻痹、假性延髓性麻痹等。此外，也可治疗头痛、脱发、脊髓性截瘫、高血压病、精神病、失眠、眼病、鼻病、肩周炎、腰腿痛、各种疼痛性疾病等常见病和多发病。

五、注意事项

1. 因为头部有毛发，故必须严格消毒，以防感染。

2. 由于头针的刺激较强，刺激时间较长，医者必须注意观察患者表情，以防晕针。

3. 婴儿由于颅骨缝骨化不完全，不宜采用头针治疗。

4. 中风患者，急性期如因脑出血引起昏迷、血压过高时，暂不宜用头针治疗，须待血压和病情稳定后方可做头针治疗。如因脑血栓形成引起偏瘫者，宜及早采用头针治疗。凡有高热、急性炎症和心力衰竭等症状时，一般慎用头针治疗。

5. 由于头皮血管丰富，容易出血，故出针时必须用干棉球按压针孔 1 ～ 2 分钟。

项目三　腕踝针

腕踝针法是在手腕或足踝部的相应进针点，用毫针进行皮下针刺以治疗疾病的方法。其基本内容有体表分区、进针点、操作方法及临床应用等。

一、腕踝针人体体表分区

将人体体表划分为 6 个纵行区和上下两段。（图 7-12、图 7-13、图 7-14）。

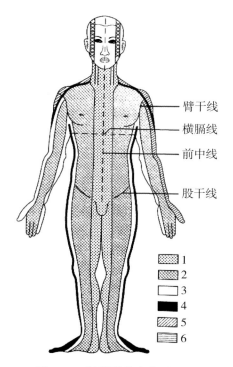

臂干线
横膈线
前中线
股干线

1
2
3
4
5
6

图 7-12　腕踝针体表分区（正面）

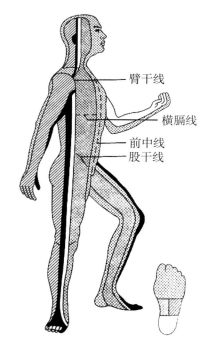

臂干线
横膈线
前中线
股干线

图 7-13　腕踝针体表分区（侧面）

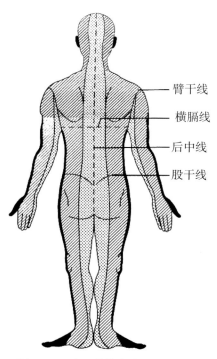

臂干线
横膈线
后中线
股干线

图 7-14　腕踝针体表分区（背面）

（一）纵行6区

1. 头、颈和躯干6区　以前后正中线为标线，将身体两侧面由前向后划分为6个纵行区。

（1）1区：从前正中线开始，向左向右各旁开1.5同身寸所形成的体表区域，分别称之为左1区、右1区。包括额部、眼、鼻、舌、咽喉、气管、食管、心脏，以及上、中、下腹部和会阴部。临床常把左1区与右1区合称为1区，以下各区亦同。

（2）2区：从1区边线到腋前线之间所形成的区域，左右对称。包括颞部、面颊、后牙、下颌部、甲状腺、乳部、肺、肝胆（右）和侧腹部。

3区：从腋前线至腋中线之间所形成的区域，左右对称。包括沿耳郭前缘和腋前的狭小垂直区域。

4区：从腋中线至腋后线之间所形成的区域，左右对称。包括头项、耳以及从腋窝顶垂直向下的区域。

5区：从腋后线至6区边线所形成的体表区域（与2区相对），左右对称。包括头、项的后外侧部、肩胛区等。

6区：后正中线向左、右各旁开1.5寸所形成的体表区域（与1区相对）。包括后头部、枕颈部、脊柱与椎旁、骶尾部、肛门等。

2. 四肢的分区　以臂干线和股干线为四肢和躯干的分界。臂干线（环绕肩部三角肌附着缘至腋窝）作为上肢和躯干的分界线，股干线（腹股沟至髂嵴）为下肢的分界线。当两侧的上下肢处于内侧面向前的外旋位置，也就是使四肢的阴阳面和躯干的阴阳面处在同一方向并互相靠拢时，以靠拢处出现的边缘为分界，在前面的相当于前中线，在后面的相当于后中线，这样的分区就可以按躯干的分区类推。

（1）上肢6区：上肢6区，将上肢的体表区域纵向6等分，从上肢内侧尺骨缘开始，右侧顺时针、左侧逆时针，依次为1区、2区、3区、4区、5区、6区，左右对称。

（2）下肢6区：下肢6区，将下肢的体表区域纵向6等分，从下肢内侧跟腱缘开始，右侧顺时针、左侧逆时针，依次为1区、2区、3区、4区、5区、6区，左右对称。

（二）上下两段

以胸骨末端和两侧肋弓的交界处为中心，划一条环绕身体的水平线，称横膈线。横膈线将身体两侧的6分区分成上下两段。横膈线以上各区分别叫作上1区、上2区、上3区、上4区、上5区、上6区；横膈线以下的各区叫作下1区、下2区、下3区、下4区、下5区、下6区。如需标明症状在左侧还是右侧，在上还是在下，可记作右上2区或左下2区等。

二、进针点及主治

进针点是指针尖刺入皮肤的位置。腕与踝部各有 6 对进针点，分别代表身体上下 6 个区，并且也用数字标明，以和四肢各区的编号相一致。

（一）腕部进针点

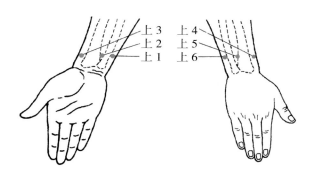

图 7-15　腕踝针进针点（腕部）

腕踝针腕部进针点（图 7-15）左右两侧共 6 对，约在腕横纹上 2 寸（相当于内关穴与外关穴）位置上，环前臂作一水平线，从前臂内侧尺骨缘开始，沿前臂内侧中央，前臂外侧桡骨缘，前臂外侧中央，前臂外侧尺骨缘顺序 6 等分，每一等分的中点为进针点，并分别称之为上 1、上 2、上 3、上 4、上 5、上 6。

1. 上 1　位置在小指侧的尺骨缘与尺侧腕屈肌腱之间。主治前额、眼、鼻、口、门齿、舌、咽喉、胸骨、气管、食管及左上肢 1 区、右上肢 1 区内的病证。如前额痛、目赤肿痛、近视、鼻炎、牙痛、口疮、咽喉肿痛、失音、胸痛、呃逆、腕关节痛、小指疼痛麻木、荨麻疹、高血压、失眠、更年期综合征、糖尿病等。

2. 上 2　位置在腕掌侧面中央，掌长肌腱与桡侧腕屈肌腱之间，相当于内关穴处。主治额角、眼、后齿、肺、乳房、心（左上 2 区）及左上肢 2 区、右上肢 2 区内的病证。如眼睑下垂、目赤肿痛、近视、眶下疼痛、副鼻窦炎、牙痛、颈痛、胸痛、胁痛、乳腺增生、乳房胀痛、缺乳、回乳、心悸、心律不齐、冠心病、心绞痛、腕关节屈伸不利、腕关节扭伤、中指和无名指扭挫伤等。

3. 上 3　位置在桡动脉与桡骨缘之间。主治面颊、侧胸及左上肢 3 区、右上肢 3 区内的病证。如偏头痛、急性腮腺炎、牙痛、耳鸣、中耳炎、侧胸痛、腋臭、腋窝多汗症、肩关节疼痛、桡骨茎突炎、拇指和食指扭挫伤等。

4. 上 4　位置在拇指侧的桡骨内侧缘之间。主治颞、耳、侧胸及左上肢 4 区、右上肢 4 区内的病证。如耳后痛、胸锁乳突肌炎、耳鸣、中耳炎、侧胸痛、腋臭、腋窝多汗症、肩关节疼痛、桡骨茎突炎、拇指和食指扭挫伤等。

5. 上 5　位置在腕背中央，即外关穴处。主治后头部、后背部、心、肺及左上肢 5 区、右上肢 5 区内的病证。如后头痛、颈椎病、落枕、眩晕、肩背痛、冠心病、腕关节屈伸不利、腕关节肿痛、手背疼痛、中指和无名指疼痛等。

6. 上 6　位置在距小指侧尺骨缘 1cm 处。主治后头部、脊柱颈胸段及左上肢 6 区、右上肢 6 区内的病证。如后头痛、颈项强痛、落枕、胸背痛、腕关节肿痛、小指麻木不仁等。

（二）踝部进针点

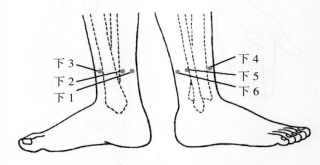

图 7–16　腕踝针进针点（踝部）

腕踝针踝部进针点左右两侧共 6 对（图 7–16），约在内踝高点与外踝高点上 3 寸（相当于悬钟穴与三阴交穴）位置上，环小腿作一水平线，并从小腿内侧跟腱缘开始，沿小腿内侧中央、小腿内侧胫骨缘、小腿外侧腓骨缘、小腿外侧中央、小腿外侧跟腱缘的顺序 6 等分，每一等份的中点为进针点，并分别称之为下 1、下 2、下 3、下 4、下 5、下 6。

1. 下 1　位置靠跟腱内缘。主治胃、膀胱、子宫、前阴及左下肢 1 区、右下肢 1 区内的病证。如胃痛、恶心呕吐、食欲不振、脐周痛、淋证、泌尿系感染、月经不调、痛经、盆腔炎、阴道炎、阳痿、遗尿、遗精、早泄、睾丸肿胀、外阴胀痛瘙痒、腹股沟疼痛、膝关节肿痛、跟腱疼痛、足跟疼痛。

2. 下 2　位置在内侧面中央，靠胫骨后缘。主治胃、脾、肝、大小肠及左下肢 2 区、右下肢 2 区内的病证。如胸胁胀满、腹痛、腹泻、便秘、腹股沟疼痛、膝关节炎、内踝扭挫伤等。

3. 下 3　位置在胫骨前缘向内 1cm 处。主治肝、胆、脾、胁部及左下肢 3 区、右下肢 3 区内的病证。如胁痛、髋关节屈伸不利、膝关节炎、踝关节扭挫伤。

4. 下 4　位置在胫骨前缘与腓骨前缘的中点。主治肝、脾、胁部及左下肢 4 区、右下肢 4 区内的病证。如侧腰痛、股外侧皮神经炎、膝关节炎、踝关节扭挫伤、坐骨神经痛。

5. 下 5　位置在外侧面中央，靠腓骨后缘。主治腰部、肾、输尿管、臀及左下肢 5

区、右下肢 5 区内的病证。如肾绞痛、腰痛、臀上皮神经炎、股外侧皮神经炎、坐骨神经痛、膝关节屈伸不利或疼痛、外踝扭挫伤。

6. 下 6　位置近跟腱外缘。主治脊柱腰骶部、肛门及左下肢 6 区、右下肢 6 区内的病证。如腰痛、急性腰扭伤、痔疮、肛门周围湿疹、尾骨疼痛、坐骨神经痛。

三、操作方法

（一）进针

通常选用已消毒或一次性的 30～32 号 1.5 寸不锈钢毫针。一般情况可采取坐位或卧位。选定进针点后，皮肤常规消毒，医者以押手固定在进针点的下部，并且拉紧皮肤，刺手拇指在下，食指、中指在上加持针柄，针与皮肤呈 15°～30°角，快速刺入皮下，然后将针平放，使针身呈水平位沿真皮下进针 1.2～1.4 寸，以针下有松软感为宜，不捻针。

（二）调针

如患者有酸、麻、胀、重等感觉时，说明针刺入筋膜下层，进针过深，须将针退至皮下，重新沿真皮下刺入。

（三）留针

一般情况下留针 20～30 分钟。若病情较重或病程较长者，可适当延长留针时间一至数小时，但最长不超过 24 小时。留针期间不行针。

（四）疗程

一般情况下隔日 1 次，急性病证可每日针 1～2 次，10 次为一疗程。

四、临床应用

（一）适用范围

在腕踝针疗法中，每个区域治疗的病证大致包括两方面：一是同名区域内所属脏腑、组织、器官等所引起的各种病证；二是主要症状能反映在同名区域内的各种病证。总的来说，本法适应范围广、见效快。

（二）选点原则

1. 上病取上，下病取下　针对上、下两段而言。如前额部疼痛，因前额的体表区域属上段，所以选区以上 1 为主。再如急性腰扭伤，其主要症状表现在腰部，而腰部的体表区域属下段，所以选区以下 5 和下 6 为主。

2. 左病取左，右病取右　针对左、右对称的 6 个体表区域而言。如左侧乳痛，主要症状表现在左侧乳房肿胀疼痛，而左乳房的体表区域为左上 2 区，所以选取左上 2 为进针点，反之，右侧乳痛选取右上 2 为进针点。

3. 区域不明，选双上 1　临床上有些疾病无法确定其体表区域，如失眠、高血压病、全身瘙痒症、多汗或无汗、寒战、高热、癫痫、精神分裂症、更年期综合征、小儿舞蹈症、小儿多动症、乏力等。对于这些疾病，以及那些病因复杂难以明确判断其体表区域的疾病，均可选取双上1进行治疗。

4. 上下同取　针对患者主要症状表现位置靠近横膈线上下时，不仅要取上部的进针点，还要取与之相对应的下部进针点。如胃脘痛，按体表区域的划分，胃脘痛大致属于双下1区和左下2区，在临床治疗时不仅要取双下1、左下2，而且还要加取双上1和左上2。

5. 左右共针　针对患者的主要症状，表现在躯干部的1区，临床治疗时应取双上1或双下1。同样，患者的主要症状表现在躯干部的6区，临床治疗时应取双上6或双下6。如脐周痛，其主要症状表现在肚脐周围，属下1区，所以临床治疗取左下1与右下1。但临床治疗中，还常会遇到右上腹疼痛，针右下2效果不好的现象，如此须针左下2以加强疗效。

五、注意事项

1. 腕踝针法进针一般不痛不胀不麻等，如出现上述针感，说明进针过深，须调至不痛不胀等为宜。

2. 把握准确的针刺方向。即病证表现在进针点上部者，针尖须向心而刺；反之，病证表现在进针点下部者，针尖须离心而刺。

3. 进针点位置有时要根据针刺局部情况及针刺方向进行调整。如针刺皮下有较粗的静脉、瘢痕、伤口，针柄下端有骨粗隆不便针刺，针刺方向要朝向离心端等情况时，进针点位置要朝向心端适当移位，但点的定位方法不变，要处于区的中央。

4. 有几种症状同时存在时，要分析症状的主次，如症状中有痛的感觉，首先按疼痛所在区选点。

5. 如出现晕针、滞针、血肿等现象者，按毫针刺法异常情况的处理方法进行处理。

复习思考

选择题（A1 型题，每小题有 A、B、C、D、E 5 个备选答案，请从中选一个最佳答案）
1. 耳穴神门位于（　　　）
　　A. 三角窝后 1/3 的下部　　　　　B. 对耳屏内侧面　　　　C. 三角窝后 1/3 的上部
　　D. 三角窝前 1/3 的下部　　　　　E. 三角窝前 1/3 的上部
2. 耳穴皮质下位于（　　　）
　　A. 耳屏内侧面　　　　　　　　　B. 轮屏切迹处　　　　　C. 三角窝后 1/3 的上部

D. 对耳屏内侧面　　　　　　　　　E. 对耳屏外侧面的后部

3. 耳穴内分泌位于（　　　）

    A. 对耳屏内侧面耳屏切迹内　　B. 耳甲腔的前下部　　　C. 耳屏内侧面

    D. 耳甲腔正中凹陷处　　　　　E. 耳甲腔的后上部

4. 主治肾、膀胱等下焦病证的头穴线是（　　　）

    A. 额旁 1 线　　　　　　　　　B. 额旁 2 线　　　　　C. 额旁 3 线

    D. 顶中线　　　　　　　　　　E. 枕上正中线

5. 主治运动功能障碍病证的头穴线是（　　　）

    A. 顶颞前斜线　　　　　　　　B. 顶颞后斜线　　　　　C. 顶中线

    D. 额旁 1 线　　　　　　　　　E. 额旁 2 线

6. 主治感觉功能障碍病证的头穴线是（　　　）

    A. 顶颞前斜线　　　　　　　　B. 顶颞后斜线　　　　　C. 顶中线

    D. 额旁 1 线　　　　　　　　　E. 枕上正中线

7. 下列耳针选穴法中，不属于根据现代医学知识选穴的是（　　　）

    A. 痛经取交感　　　　　　　　B. 月经不调取内分泌　　C. 神经衰弱取皮质下

    D. 失眠取神门　　　　　　　　E. 胃溃疡取交感

8. 在耳垂 5 区的耳穴是（　　　）

    A. 交感　　　　　　　　　　　B. 眼　　　　　　　　　C. 内分泌

    D. 肾上腺　　　　　　　　　　E. 皮质下

扫一扫，知答案

扫一扫，看课件

模块八

电针疗法

【学习目标】

1. 掌握电针法的操作方法和适应范围。
2. 熟悉电针法的常用型号、刺激参数及注意事项。

考纲摘要

1. 电针的操作方法。
2. 电针的适应范围。

电针法是用电针仪输出脉冲电流，通过毫针作用于人体经络腧穴，以治疗疾病的一种方法。电针法是毫针与电生理效应的结合，故对某些疾病能提高疗效；另外可以代替手法运针，比较客观地控制刺激量。

项目一　常用电针仪器

目前我国广泛使用的电针仪均属于脉冲发生器类型，此类型电针仪的作用原理是在极短时间内出现电压和电流的突然变化，即电量的突然变化构成了电的脉冲。由于脉冲电对机体产生电的生理效应，因而显示出各种不同的治疗作用。这种治疗仪可以精确地选择脉冲电波型和刺激强度，维持较长时间的针感。适用于内、外、妇、儿、皮肤、五官、骨伤科等各系统疾病。

一、G6805 型电针治疗仪

G6805－Ⅱ型电针治疗仪是在 G6805－Ⅰ型的基础上改进的。该仪器性能稳定，交直流两用电源，可输出连续波、疏密波、断续波。连续波频率为 1～100Hz，可调；疏密波疏波频率为 4Hz，密波频率为 20Hz，断续波频率为 1～100Hz（可调）。正脉冲幅度为50V，负脉冲幅度为 35V。正脉冲波宽为 500μs，负脉冲波宽为 250μs。仪器顶部有输出插孔，对应于面板上的控制旋钮，调节控制旋钮能改变输出强度。面板上有不同波型和频率调节旋钮，用以选择波型和调节频率。

二、SDZ－Ⅱ型电子针疗仪

SDZ－Ⅱ型电子针疗仪具有经皮电刺激、电针治疗及探穴等作用。该仪器有 6 路脉冲输出，输出脉冲波形为非对称双向脉冲波，分连续波、断续波以及疏密波，输出频率在1～100Hz 内，可自动定时。（图 8-1）

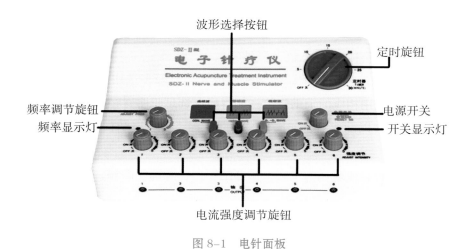

图 8-1　电针面板

三、WQ1002 韩氏多功能电针治疗仪

WQ1002 韩氏多功能电针治疗仪采用电子集成电路，结构小巧，功能多样。其性能如下：

脉冲幅度：负载为 250Ω 时，峰值电流 0～60V（电针疗法用）。

脉冲宽度：300μs。

频率范围：2～100Hz。

调制方式：连续波 2～100Hz，可调。簇形每移发出 2 串脉冲，脉冲频率 15～100Hz可调。疏密波是疏波（2Hz）和密波（15～100Hz）脉冲串交替出现，每种波形持续 2～5

秒。

输出：双路，四电极。双路同步刺激或交替刺激，每对电极的输出持续5s。

电源：内装直流9V电池或外接电源。

项目二　操作方法

一、电针选穴

可按传统针灸理论，辨证循经选穴，也可结合神经的分布，选取有神经干通过的穴位及肌肉神经运动点。例如：

头面部：听会、翳风（面神经）；下关、阳白、四白、夹承浆（三叉神经）。

上肢部：颈夹脊6～7、天鼎（臂丛）；青灵、小海（尺神经）；手五里、曲池（桡神经）；曲泽、郄门（正中神经）。

下肢部：环跳、殷门（坐骨神经）；委中（胫神经）；阳陵泉（腓总神经）；冲门（股神经）。

腰骶部：气海俞（腰神经）；八髎（骶神经）。

在选穴时注意按电流回路要求，做到配对取穴，一般多选用同侧肢体1～3对穴为宜。选定主穴后，再配用相应的辅助穴位。如胃痛在选足阳明胃经的足三里穴时，应取同侧足太阴脾经的公孙穴以配成对。如属神经功能受损，可根据受损部位的神经支配选穴。例如：

面神经麻痹：取听会或翳风为主穴，额部配阳白，颧部配颧髎，口角配地仓，眼睑配瞳子髎。

上肢瘫痪：以天鼎或缺盆为主穴，三角肌配肩髎，肱三头肌配臑会，肱二头肌配天府，腕屈肌和指伸肌以曲池为主配四渎。

下肢瘫痪：股前部以冲门或阴廉为主，加配髀关或箕门；臀、腿后部以环跳或秩边为主，小腿后面配委中，小腿外侧配阳陵泉。

二、电针的使用方法

1.接通电极　在使用电针机前，必须先把输出旋钮调至"0"位（无输出），再将电针机上每对输出的两个电极分别连接在两根毫针上。同一对输出电极连接在身体的同侧，避免电流回路经过心脏（图8-2）。若只需单穴电针时，接通电针仪的一个电极，另一个电极则用水浸湿的纱布裹上，作为无关电极固定在同侧皮肤上。

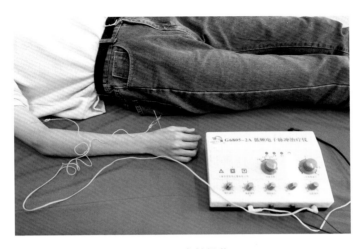

图 8-2　电针操作

2. 接通电源　打开电源开关，选好波型，由小到大慢慢调节输出电量，使患者产生酸、胀、热等感觉，或局部肌肉出现节律性收缩。电量的大小以患者感到舒适为度。较长时间通电，患者会产生适应性，即感到刺激渐渐变弱，此时可适当增加刺激强度，或暂时断电 1 ～ 2 分钟后再行通电。

3. 结束治疗

通电时间一般 15 ～ 20 分钟，治疗时间结束后，先将输出旋钮退回至"0"位，再关闭电源，取下导线，最后将针取出。

4. 疗程

一般 5 ～ 10 次为 1 个疗程，每天或隔天治疗 1 次；急证每天可电针治疗 2 次。两疗程之间可休息 3 ～ 5 天。

项目三　电针刺激参数

电针刺激参数包括波形、波幅、波宽、频率等。

（一）波形

单个脉冲可以不同方式组合而形成连续波、疏密波、断续波等。

1. 连续波　指某一固定频率连续出现的波形。频率高于 30Hz（一般在 50 ～ 100 次 / 秒）的连续波称为密波。频率低于 30Hz（一般在 2 ～ 50 次 / 秒）的连续波称为疏波。

（1）密波：能降低神经应激功能，常用于止痛、镇静、缓解肌肉和血管痉挛，也用于针刺麻醉等。

（2）疏波：刺激强调作用较强，能引起肌肉收缩，提高肌肉韧带的张力。常用于治疗痿证，各种肌肉、关节及肌腱的损伤等。

2. **疏密波**　是疏波、密波自动交替出现的一种波形，疏波、密波交替持续的时间约各1.5秒，能克服单一波形易产生适应的缺点。动力作用较大，治疗时兴奋效应占优势，具有促进代谢、增强血液循环、改善组织营养、消除炎性水肿等作用，常用于外伤、关节炎、痛证、面瘫、肌无力等。

3. **断续波**　是有节律地时断时续自动出现的一种波形。断时，在1.5秒内无脉冲电输出；续时，密波连续工作1.5秒。这种波形机体不易产生适应，动力作用强，能提高肌肉组织的兴奋性，对横纹肌有良好的刺激收缩作用，常用于治疗痿证、瘫痪等。

（二）波幅

波幅一般指脉冲电压或电流的最大值与最小值之差，也指它们从一种状态变化到另一种状态的跳变幅度值。电针的刺激强度主要取决于波幅的高低，波幅的计量单位是伏特（V），如电源从0～30V间进行反复的突然跳变，则脉冲的幅度为30V，治疗时通常不超过20V。若以电流表示，一般不超过2mA，多在1mA以下。也有以电压和电流乘积表示的。

（三）波宽

波宽即指脉冲的持续时间，脉冲宽度也与刺激强度有关，宽度越大则刺激量越大。电针仪一般采用的适合人体的脉冲宽度约为0.4ms左右。

（四）频率

频率是指每秒钟内出现的脉冲个数，其单位是赫兹（Hz）。脉冲的频率不同，其治疗作用也不同，临床使用时应根据不同病情适当选择。

关于电针刺激参数与疗效的关系方面，从刺激强度来说，主要取决于波幅的大小；从频率来说，一般认为变量刺激最好。

项目四　适用范围及注意事项

一、适用范围

电针的适应证基本和毫针刺法相同，可广泛应用于内、外、妇、儿、五官、骨伤等各科疾病。如头痛、三叉神经痛、坐骨神经痛、牙痛，痹证，痿证，心、胃、肠、胆、膀胱、子宫等器官的功能失调，癫狂，肌肉、韧带、关节的损伤性疾病等，并可用于针刺麻醉。

二、注意事项

1.电针仪使用前必须检查其性能是否良好，输出是否正常。

2.调节电流量应逐渐从小到大，切勿突然增大，以免出现晕厥、弯针、断针等异常现象。

3.有心脏病者，避免电流回路经过心脏。靠近延髓、脊髓部位使用电针时，电流量宜小，电刺激不可过强。孕妇慎用电针。

4.温针使用过的毫针，针柄表面往往因氧化而导电不良，这类毫针最好不用，如使用须将输出电极夹在针体上。

5.孕妇慎用电针；年老、体弱、醉酒、饥饿、过饱、过劳等，不宜使用电针。

复习思考

选择题（A1 型题，每小题有 A、B、C、D、E 5 个备选答案，请从中选一个最佳答案）

1.关于电针的叙述错误的是（　　　）

A.一般选用主穴 1～3 对　　　　　　B.得气后电极接在针柄上通电

C.通电时间一般为 30～60 分钟　　　D.电流强度以患者舒适耐受为度

E.开关时输出电位器均应该调整到"0"位

2.能降低神经应激功能，常用于止痛、镇静的波形是（　　　）

A.密波　　　　　　B.疏波　　　　　　C.连续波

D.断续波　　　　　E.疏密波

扫一扫，知答案

扫一扫，看课件

模 块 九

穴位特种刺激法

【学习目标】
1. 掌握穴位注射法、穴位贴敷法的操作方法和临床应用。
2. 熟悉穴位埋线法、穴位磁疗法、穴位激光照射法的操作方法和临床应用。
3. 熟悉上述方法的注意事项。

考纲摘要
1. 穴位注射的操作方法。
2. 穴位贴敷的操作方法。

项目一　穴位注射法

穴位注射法又称"水针"，是选用某些中西药物注射液注入人体有关穴位，以防治疾病的方法。

穴位注射法是在针刺疗法和现代医学封闭疗法相结合的基础之上，根据经络理论和药物治疗原理发展起来的一种治疗方法。它将针刺与药物对穴位的双重刺激作用有机地结合起来，发挥其综合效能，以提高疗效。本法具有操作简便、用药量小、适应证广、作用迅速等优点，因此临床应用逐年增多。

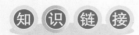

穴位注射的形成

穴位注射的临床应用始于 20 世纪 50 年代。当时主要是将硫酸镁、普鲁卡因等西药注射到神经及其周围组织，用以治疗某些特殊疾病。随着中药注射液的出现和发展及针灸事业的复兴，像当归、丹参等这些安全性强、疗效较好的中药注射液逐渐地被广大针灸工作者采用，且注射部位也不局限于神经，更多的是选用人体脏腑经络之气出入的门户——穴位。

一、注射用具及常用药物

（一）注射用具

使用消毒的注射器和针头，现在临床使用一次性注射器。根据使用药物的剂量大小及针刺的深浅，选用不同规格的注射器和针头。一般可使用 1mL、2mL、5mL 注射器，若肌肉丰厚部位可使用 10mL、20mL 注射器。针头可选用 5～7 号普通注射针头、牙科用 5 号长针头，以及封闭用的长针头。

（二）常用药物

根据不同的病证，选用易于吸收、刺激性较弱、可作肌肉注射的药液。穴位注射法的常用药液有 3 类。

1. 中药制剂　如复方当归注射液、丹参注射液、川芎嗪注射液、生脉注射液、柴胡注射液、板蓝根注射液、鱼腥草注射液、银黄注射液、威灵仙注射液、徐长卿注射液、清开灵注射液等。

2. 维生素类制剂　如维生素 B_1、B_6、B_{12} 注射液，以及维生素 C 注射液、维丁胶性钙注射液等。

3. 其他常用药物　如葡萄糖注射液、生理盐水、三磷腺苷、辅酶 A、神经生长因子、胎盘组织液、硫酸阿托品、山莨菪碱、加兰他敏、泼尼松龙、盐酸普鲁卡因、利多卡因、氯丙嗪等。

二、操作方法

（一）处方选穴

一般可根据针灸治疗时的处方原则辨证取穴。根据穴位注射的特点，常结合经络、经穴触诊法选取阳性反应点进行治疗，触诊部位一般是背腰部的背俞穴、胸腹部的募穴和四肢部的某些特定穴。在压痛等阳性反应点进行穴位注射，往往效果较好。选穴宜少而精，以 1～2 个腧穴为妥，最多不超过 4 个腧穴，并宜选取肌肉较丰满的部位进行穴位注射。

（二）操作程序

根据所选穴位的部位不同及用药剂量的差异，选择比较合适的注射器和针头。局部皮肤常规消毒，用无痛进针法刺入穴位，然后慢慢推进或上下提插，待针下有"得气"感后，回抽一下，若回抽无血，即可将药推入。

一般疾病用中等速度推入药液；慢性病、体弱者用轻刺激，注入速度宜缓；急性病、体强者用强刺激，快速将药液推入。如果注射药物较多时，可将注射针由深部逐步退至浅层，边退针边推药，或将注射针头更换几个方向注射药液。

（三）针刺角度及深度

根据穴位所在部位与病变组织的不同要求，决定针刺角度和注射的深浅。如头面及四肢远端等皮肉浅薄处的穴位多浅刺，而腰部和四肢肌肉丰厚部位的穴位可深刺。三叉神经痛于面部的触痛点较浅，可在皮内注射，形成"皮丘"即可；腰肌劳损的部位多较深，故宜适当深刺注射。

（四）注射剂量

穴位注射的用药剂量差异较大，具体用量应按病情、年龄、注射的部位、药物的性质和浓度等多方面情况而灵活掌握。一般耳穴每穴注射 0.1mL，面部每穴注射 0.3 ～ 0.5mL，胸背部每穴注射 0.5 ～ 1mL，四肢部每穴注射 1 ～ 2mL，腰臀部每穴注射 2 ～ 5mL。5% ～ 10% 葡萄糖每次可注射 10 ～ 20mL，而刺激性较大的药物（如乙醇）和特异性药物（如抗生素、激素、阿托品等）一般用量较小，即所谓小剂量穴位注射，每次用量多为常规量的 1/10 ～ 1/3。中药注射液的穴位注射常规剂量为 1 ～ 4mL。

（五）疗程

每日或隔日注射 1 次，治疗后反应强烈者也可隔 2 ～ 3 天治疗 1 次，穴位可左右交替使用。10 次为 1 个疗程，休息 5 ～ 7 天后，再进行下个疗程的治疗。

三、适用范围

穴位注射的适用范围非常广泛，凡是针灸的适应证大部分可用本法治疗。在临床上可应用于运动系统疾病，如肩周炎、关节炎、腰肌劳损、骨质增生、关节扭挫伤等；神经精神系统疾病，如三叉神经痛、面神经麻痹、坐骨神经痛、多发性神经炎、精神分裂症、癫痫、神经衰弱等；消化系统疾病，如胃下垂、胃肠神经官能症、腹泻、痢疾等；呼吸系统疾病，如急慢性支气管炎、上呼吸道感染、支气管哮喘、肺结核等；心血管疾病，如高血压病、冠心病、心绞痛等；皮肤疾病，如荨麻疹、痤疮、神经性皮炎等。

现将部分常见病证的穴位注射法介绍如下（表 9-1）。

表 9-1　常见病证穴位注射法举例

病名	穴位	常用药物
支气管哮喘	定喘、肺俞、孔最	发作期：鱼腥草注射液、维生素 K_3 注射液 缓解期：胎盘组织液、人参注射液
胃下垂	脾俞、胃俞、足三里	黄芪注射液、人参注射液

续表

病名	穴位	常用药物
痢疾	上巨虚、天枢	庆大霉素、小檗碱注射液
泌尿系结石	肾俞、关元、三阴交、阴陵泉	10% 葡萄糖 20 ～ 10mL，每穴 2 ～ 8mL
阳痿	关元、八髎、三阴交	鹿茸精注射液
多发性神经炎	上肢：曲池、外关 下肢：足三里、三阴交	ATP，CoA，加兰他敏，维生素 B_1、B_6、B_{12} 注射液
桡神经麻痹	肩髃、曲池	当归注射液，丹参注射液，ATP，CoA，加兰他敏，维生素 B_1、B_6、B_{12} 注射液
腓总神经麻痹	阳陵泉、绝骨	同上
风湿性关节炎	上肢：肩髃、曲池、外关、阿是穴 下肢：环跳、血海、梁丘、阳陵泉、阿是穴	丁公藤注射液、肿节风注射液、威灵仙注射液、当归注射液
肩关节周围炎	肩髃、肩贞、阿是穴	丹参注射液、丁公藤注射液、2% 普鲁卡因 2mL+ 泼尼松龙 1mL
腰椎病	腰夹脊穴	威灵仙注射液、当归注射液、2% 普鲁卡因 2mL+ 泼尼松龙 1mL
腰肌劳损	肾俞、大肠俞、腰眼	同上
梨状肌损伤	阿是穴	同上
脑血管意外后遗症	曲池、外关、足三里、三阴交	丹参注射液、当归注射液，胞磷胆碱、ATP，CoA，维生素 B_1、B_6、B_{12} 注射液、曲克芦丁注射液
荨麻疹	曲池、合谷、血海、三阴交	维丁胶性钙注射液
遗尿	关元、三阴交	阿托品 0.25mg
弱智	脾俞、肾俞、三足里、悬钟	乙酰谷酰胺、胎盘组织液、神经生长因子
小儿麻痹后遗症	上肢：肩髃、曲池、合谷 下肢：环跳、伏兔、阳陵泉、悬钟	当归注射液，黄芪注射液，胎盘组织液，ATP，CoA，加兰他敏，神经生长因子，维生素 B_1、B_6、B_{12} 注射液
鼻炎	迎香、肺俞	辛夷花注射液、0.5% 普鲁卡因 0.5mL/ 穴

四、注意事项

1. 严格遵守无菌操作规则，防止感染。

2. 使用穴位注射时，应该向患者说明本疗法的特点和注射后的正常反应。如注射局部会出现酸胀感，4 ～ 8 小时内局部有轻度不适，或不适感持续较长时间，但是一般不超过1 天。

3. 注意药物的性能、药理作用、剂量、配伍禁忌及毒副作用。凡能引起过敏的药物，如青霉素、链霉素、普鲁卡因等，必须先做皮试，阴性者方可使用。副作用较严重的药物，慎用或不用。某些中草药制剂有时也可能有反应，应用时也要注意。

4.药物不宜注入关节腔、脊髓腔内。如误入关节腔，可引起关节红肿、发热、疼痛等。误入脊髓腔，有损伤脊髓的可能，严重者可导致瘫痪。药液不可注入血管内，注射时如回抽有血，须避开血管后再注射。

5.在主要神经干通过的部位做穴位注射时，必须避开神经干，如针尖触到神经干，患者即有触电感，要稍退针或改变方向，然后再注入药物，以免损伤神经。

6.背部脊椎两侧穴位注射时，针尖斜向脊椎为宜，避免直刺引起气胸等。颈项、胸背部腧穴注射时，不能过深，以防误伤重要脏器；孕妇的下腹部、腰骶部及合谷、三阴交等穴，一般不宜做穴位注射，以免引起流产。

7.年老体弱及初次接受治疗者，最好取卧位，注射部位不宜过多，药量也可酌情减少，以免晕针。

项目二　穴位贴敷法

穴位贴敷，是将药物制成一定的剂型，贴敷于某些穴位或特定的部位上，通过药物和穴位的共同作用以治疗疾病的方法。其中某些带有刺激性的药物（如毛茛、斑蝥、白芥子、甘遂、蓖麻子等）捣烂或研末，贴敷穴位，可引起局部发泡化脓如"灸疮"，古又称"天灸"或"自灸"，现代称发泡疗法。若将药物贴敷于神阙穴，通过脐部吸收或刺激脐部以治疗疾病时，又称脐疗。若将药物贴敷于涌泉穴，通过足部吸收或刺激足部以治疗疾病时，又称足心疗法或涌泉疗法。

穴位贴敷，既可刺激穴位，又可使药物有效成分通过皮肤组织吸收，起到穴效、药效的双重治疗作用。药物经皮肤吸收，不经过消化道，极少通过肝脏，可避免肝脏及各种消化酶、消化液对药物成分的分解破坏，从而使药物保持更多的有效成分，更好地发挥治疗作用；另一方面，也可避免药物对胃肠的刺激而产生一些不良反应，可以弥补药物内治的不足。除极少有毒药物外，本法一般无危险性和毒副作用，较为简便、安全，对于年老体弱者、药入即吐者尤宜。

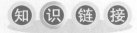

民间疗法的奇葩——穴位敷贴

穴位敷贴疗法，长期在民间广泛流传和应用，是民间疗法精华之一，也是中医学的重要组成部分。敷贴治病，古谓"外敷""外贴"，故称"敷贴疗法"。因药贴穴位，故又称"穴位敷贴疗法"。它是利用药物敷贴穴位，刺激穴位，而起到药效、穴效的双重作用，达到治病的目的。

一、贴敷药物

（一）药物的选择

"外治之理即内治之理，外治之药亦即内治之药，所异者，法耳。"（《理瀹骈文》）故凡是临床上内治有效的汤剂、丸剂，一般都可以为末或熬膏调敷。说明外治与内治仅方法不同，而治疗原则是一致的。但与内服药物相比，敷贴用药又具有以下特点：

1.应有通经活络、开窍走窜之品　"膏中用药味，必得通经走络、开窍透骨、拔毒外出之品为引，如姜、葱、韭、蒜、白芥子、花椒之类，要不可少，不独冰、麝也。"（《理瀹骈文》）现在常用的药物有冰片、麝香、姜、葱、蒜、白芥子、花椒、丁香、肉桂、细辛、白芷、皂角刺、穿山甲等。

2.多选气味俱厚之品，有时甚至选用力猛有毒的药物　如吴茱萸、大黄、生南星、生半夏、川乌、草乌、白附子、巴豆、马钱子、甘遂、斑蝥等。

3.合理选择溶剂调和敷贴药物或熬膏，以达药力宏、吸收快、收效速的目的　醋调敷贴药，起解毒、化瘀、敛疮等作用，虽用药猛，可缓其性；酒调敷贴药，则有行气、通络、消肿、止痛作用，虽用药缓，可激其性；油调敷贴药，又可护肤生肌。常用溶剂有水、醋、白酒或黄酒、姜汁、蜂蜜、蛋清、凡士林等。此外，尚可针对病情应用药物的浸剂作溶剂。

（二）敷药的剂型

敷药的剂型较多，常用的有以下几种：

1.生药剂　采集天然的新鲜生药，洗净捣烂，或切成片状，直接贴敷于穴位上。

2.散剂　将药物研成细末，备用。

3.糊剂　将药物研成细末后，以赋形黏合剂（如水、醋、酒、蛋清或姜汁等），把药末调和成糊状即成。

4.饼剂　将药末制成圆饼形，进行贴敷。

5.丸剂　将药物研成细末，用水或蜂蜜等拌和均匀，制成如绿豆或黄豆大的小型药丸。

6.膏剂　将所选药物制成硬膏、软膏和膏药胶布。

二、操作方法

（一）处方选穴

穴位敷贴法是以脏腑经络学说为基础，通过辨证选取贴敷的穴位。穴位力求少而精。

此外，还应结合以下选穴特点：

（1）选择病变局部的穴位。

（2）选用阿是穴。

（3）选用经验穴。如吴茱萸贴敷涌泉穴治疗小儿流涎，威灵仙贴敷身柱穴治疗百日咳等。

（4）神阙、涌泉、气海和劳宫为常用穴。

（二）贴敷方法

根据所选穴位，采取适当体位，使药物能贴敷稳妥。贴敷药物之前，定准穴位，穴区局部应洗净擦干或用 75% 的乙醇消毒，然后敷药。也有使用助渗剂者，在敷药前先在穴位上涂以助渗剂或将助渗剂与药物调和后再用。对于所敷之药，无论是糊剂、膏剂或捣烂的鲜品，均应将其很好地固定，以免移动或脱落，可直接用胶布固定，也可先将纱布或油纸覆盖其上，再用胶布固定。目前有专供穴位贴敷的特制敷料，使用非常方便。

换药时，可用消毒干棉球蘸温水或植物油或液状石蜡轻轻揩去粘在皮肤上的药物，擦干后再敷药。一般情况下，刺激性小的药物，每隔 1 ~ 3 天换药 1 次；不需溶剂调和的药物，还可适当延长到 5 ~ 7 天换药 1 次；刺激性大的药物，应视患者的反应和发疱程度确定贴敷时间，数分钟至数小时不等，如需再敷贴，应待局部皮肤基本恢复正常后再敷药。

三、适用范围

本法适用范围非常广泛，临床上用于内、外、妇、儿、五官等科的多种疾病，如感冒、咳嗽、哮喘、胃脘痛、胃下垂、泄泻、肠痈、失眠、头痛、眩晕、癫痫、面痛、面瘫、消渴、阳痿、遗精、癃闭、月经不调、痛经、崩漏、乳痈、小儿夜啼、惊风、痄腮、疳积、耳鸣耳聋、口疮、鼻疾等。此外，还可用于防病保健，举例如下（表9-2）。

表9-2　穴位贴敷临床应用举例

常见病	主要药物	敷贴部位
流行性感冒	紫苏叶、贯中、薄荷、葱白	神阙
急性支气管炎	川黄连、法半夏、大蒜	涌泉
过敏性哮喘、鼻炎	白芥子、延胡索、细辛、甘遂	百劳、肺俞、膏育
胃脘痛	炒栀子、附片、生姜	膻中
胃下垂	附子、五倍子、大麻子、细辛	百会、涌泉
慢性结肠炎	车前子、丁香、吴茱萸、胡椒、肉桂	神阙
三叉神经痛	穿山甲、厚朴、白芍、乳香、没药	神阙
面瘫	制草乌、生芥子、制马钱子、细辛	患侧颊车、下车、太阳等穴

续表

常见病	主要药物	敷贴部位
高血压	吴茱萸、槐花、珍珠母	涌泉或神阙
头痛	吴茱萸、川芎、白芷	神阙
失眠	吴茱萸、肉桂	涌泉
水肿	地龙、甘遂、猪苓、硼砂	神阙
癃闭	甘遂、甘草	神阙
肠痈	虎杖、生石膏、蒲公英、冰片	右下腹疼痛处
痛经	山楂、葛根、甘草、白芍、乳香、没药	神阙
惊风	杏仁、桃仁、栀子	劳宫、涌泉
鹅口疮	生半夏、黄连、栀子	涌泉

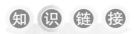

冬病夏治

冬病夏治是我国传统中医药疗法中的特色疗法，是根据《素问·四气调神论》中"春夏养阳"、《素问·六节脏象论》中"长夏胜冬"的克制关系发展而来的中医养生治病指导思想。冬病夏治是指对于一些在冬季容易发生或加重的疾病，在夏季给予针对性治疗，提高机体的抗病能力，从而使冬季易发生或加重的病证减轻或消失，是中医学"天人合一"的整体观和"未病先防"的疾病预防观的具体运用。冬为阴，夏为阳，"冬病"是指某些好发于冬季或在冬季易加重的虚寒性疾病，由于机体素来阳气不足，又值冬季外界气候阴盛阳衰，以致正气不能祛邪于外，或重感阴寒之邪，造成一些慢性疾病如慢性咳嗽、哮证、喘证、慢性泄泻、关节冷痛、怕冷、体虚易感等反复发作或加重。"夏治"是指在夏季三伏时令，自然界和机体阳气最旺之时，通过温补阳气、散寒驱邪、活血通络等治疗措施，一方面能增强机体抵抗病邪能力，另一方面有助于祛除阴寒之病邪，从而达到治疗或预防上述冬季易发生或加重的疾病的目的。

冬病夏治中最常用的治疗方法为中药穴位贴敷。现代研究发现，药物贴敷后可使局部血管扩张，促进血液循环，改善周围组织营养。药物透过表皮细胞间隙并经皮肤吸收，进入人体血液循环而发挥明显的药理效应。

四、注意事项

1. 凡用溶剂调敷药物，需随调随用，以防蒸发。

2. 若用膏药贴敷，在温化膏药时应掌握好温度，以免烫伤或贴不紧。

3. 对胶布过敏者，可改用无纺布制品或用绷带固定贴敷药物。

4. 敷贴前，穴区局部常规消毒，以预防皮肤受药物刺激产生发疱、破损而导致感染的发生。

5. 用刺激性强的药物进行发疱时，贴敷穴位不宜过多，贴敷面积不宜过大，贴敷时间不宜过长，不宜用在某些重要部位，如头面、关节、心脏及大血管附近。

6. 孕妇的腹部、腰骶部以及合谷、三阴交等处不宜采用药物发疱法。有些芳香走窜的药物，如麝香等，禁用于孕妇，以免引起流产。

7. 小儿皮肤娇嫩，不宜用刺激性太强的药物，用药时间也不宜太长。

8. 凡穴区局部有感染、破损或对药物过敏者，不宜敷贴。

9. 穴位贴药要固定牢，以防药物脱落。

项目三　穴位埋线疗法

穴位埋线疗法是针灸的一种延伸和发展，是用特制的一次性医疗器具将人体可吸收的羊肠线植入相应的穴位，利用线体对穴位的持续刺激，起到平衡阴阳、调和气血、调整脏腑的作用，达到防治疾病目的的一种方法。

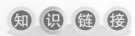

在埋线时，异物犹如针，对经穴产生机械性刺激，同时线体在体内软化、分解、液化和吸收时，对穴位产生的生理、物理及化学刺激长达 20 天或更长时间，从而对穴位产生一种缓慢、柔和、持久、良性的"长效针感效应"，长期发挥疏通经络作用，达到"深纳而久留之，以治顽疾"的效果。

一、埋线器材

主要使用埋线针（新型埋线针由针管、针芯、针座、针芯座、保护套组成，针尖锋利，斜面刃口好，能减轻患者痛苦。如图 9-1），临床上亦有使用三角针、0～1 号铬制羊肠线、碘酒、乙醇、棉球、洞巾、注射器、镊子、0.5%～1% 盐酸普鲁卡因、手术剪刀、口罩、手套、托盘、包布、纱布等。

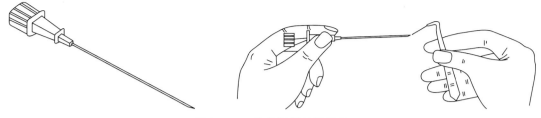

图 9-1　一次性埋线针埋线法

二、操作方法

1. 埋线针埋线法　患者俯卧或仰卧位，暴露所需埋线部位。常规消毒局部皮肤，镊取一段 1 ～ 3cm 长的已消毒的羊肠线，放置在针管的前端，后接针芯，左手拇、食指绷紧或提起进针部位皮肤，右手持针，刺入所需深度，当出现针感后，边推针芯，边退针管，将羊肠线埋填在穴位的皮下组织或肌层内，出针后用消毒纱布或棉球按压针孔片刻，再于针孔处敷盖消毒纱布。（图 9-1）

2. 三角针埋线法　在距离穴位两侧 1 ～ 2cm 处，用甲紫作进出针点的标记。皮肤消毒后，在标记处用 0.5% ～ 1% 盐酸普鲁卡因做皮内麻醉，用持针器夹住带可吸收羊肠线的皮肤缝合针，从一侧局麻点刺入，穿过穴位下方的皮下组织或肌层，从对侧局麻点穿出，捏起两针孔之间的皮肤，紧贴皮肤剪断两端线头，放松皮肤，轻轻揉按局部，使线完全埋入皮下组织内，覆盖纱布 3 ～ 5 天。（图 9-2）

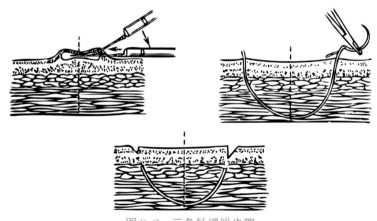

图 9-2　三角针埋线步骤

3. 切开埋线法　在埋线处用 0.5% 盐酸普鲁卡因浸润麻醉，用手术刀尖刺开皮肤 0.5 ～ 1cm，先将血管钳探到穴位深处，经过浅筋膜达肌层探找敏感点按摩数秒钟，休息 1 ～ 2 分钟，然后用 0.5 ～ 1cm 的可吸收羊肠线 4 ～ 5 根埋于肌层内。切口处用丝线缝合，盖上消毒纱布，5 ～ 7 天后拆线。

埋线多选肌肉比较丰满部位的穴位，以背腰部和腹部腧穴最为常用。选穴原则与针刺疗法相同，但取穴要精简，每次埋线1～3穴，可间隔2～4周治疗1次。

三、适用范围

主要适用于一部分慢性病证，如哮喘、胃痛、遗尿、面神经麻痹、腰腿痛、痿证、癫痫、神经官能症等。近年来埋线疗法更被广泛运用于美容、减肥等领域。现将部分常见病证埋线疗法举例如下表（表9-3）。

表9-3　常见病证埋线疗法举例

病名	穴位	方法
胃溃疡	中脘、足三里、脾俞	15天治疗1次，2次为1个疗程
癫痫	大椎、腰奇、丰隆	15天治疗1次，2次为1个疗程
黄褐斑	肝俞、脾俞、三阴交、足三里、膈俞、血海	15天治疗1次，3次为1个疗程
肥胖	中脘、带脉、天枢、大横、水分、阴交、气海、关元、外陵、滑肉门、脾俞、胃俞、足三里、丰隆	15天治疗1次，4次为1个疗程，每次取5穴
失眠	百会、印堂、安眠、三阴交、内关	15天治疗1次，2次为1个疗程
便秘	中脘、天枢、足三里、大肠俞	15天治疗1次，2次为1个疗程
遗尿	中极、关元、肾俞、命门、膀胱俞、三阴交	15天治疗1次，2次为1个疗程

四、注意事项

1. 使用埋线针埋线时，埋线针为一次性使用，经环氧乙烷灭菌，灭菌有效期一般两年。一旦包装破损，严禁使用。用后按规定销毁，避免医源性交叉感染。

2. 进行埋线之前，要向患者做好解释，缓解其紧张情绪，使患者积极配合治疗。

3. 严格遵守无菌操作，防止感染；埋线后线头不可暴露在皮肤外面，以防感染。

4. 埋线宜埋在皮下组织与肌肉之间，肌肉丰满的部位可埋入肌层；四肢末端由于组织较少，尽量不要埋线；对于肌腱较多的穴位，应使用较短和相对柔软的线体，以不影响局部活动为度；应避免深刺下方有内脏、大血管和神经干的穴位，以免造成功能障碍和疼痛。

5. 局部皮肤有感染或有溃疡时不宜埋线，肺结核活动期、骨结核、严重心脏病或妊娠期等均不宜使用本法。

6. 女性在月经期、妊娠期等特殊生理期时期尽量不要埋线，对于月经不调或痛经患者可视情况辨证论治埋线。

7. 埋线后 6 ～ 8 小时局部禁止沾水。

8. 可吸收性羊肠线用剩后，可浸泡在 75% 的乙醇中，或用苯扎溴铵处理，临用时再用生理盐水浸泡。

9. 在一个穴位做多次治疗时应偏离前次治疗的部位。

五、术后反应

由于损伤刺激和可吸收性羊肠线的刺激，在 1 ～ 5 天内，局部可出现红、肿、痛、热等无菌性炎症反应，少数病例切口处有少量渗出液，属正常现象，一般不需处理。若渗液较多，可将渗液挤出，并用 75% 的乙醇棉球擦去，覆盖消毒纱布。埋线后可有白细胞总数及中性多形核细胞计数增高现象，患病部位局部温度也会升高。少数患者可有全身反应，即施术后 4 ～ 24 小时内体温上升，约 38℃，若无感染，持续 2 ～ 4 天体温恢复正常。如有感染、过敏等异常现象应及时处理。若损伤神经，会出现神经分布区皮肤感觉障碍或神经支配的肌肉瘫痪，此时应及时抽出可吸收羊肠线，并给予适当处理。

项目四　穴位磁疗法

穴位磁疗是运用磁场作用于人体的经络腧穴来治疗疾病的一种方法，又称"磁穴疗法"。它具有镇静、止痛、消肿、消炎、降压等作用。我国古典医籍中很早就有用磁石治疗疾病的记载。20 世纪 60 年代初，应用人工磁场治病在我国兴起，20 世纪 70 年代磁疗的应用技术有了重大的突破，并且被国内外医学界所重视，临床及实验研究亦逐渐阐明了磁疗的作用机理。近年来，磁疗与针灸结合形成腧穴磁疗法，为广大患者所欢迎。

一、磁疗仪器

（一）磁片、磁珠

一般由钡铁氧体、锶铁氧体、铝镍钴永磁合金、铈铜永磁合金、钐钴永磁合金等制作而成，磁场强度为 300 ～ 3000Gs。从应用情况来看，以锶铁氧体较好，因其不易退磁，表面磁场强度可达 1000Gs 左右。钡铁氧体最为便宜，但表面磁场强度一般只有数百高斯，用于老弱患者比较合适。

磁片有大有小，圆形磁片的直径为 3 ～ 30mm，厚度一般为 2 ～ 4mm，也有条形和环形的。除此之外，直径 3mm、厚 2mm 的磁片又称磁珠，常用于耳穴治疗。直径 10mm、厚 4mm 的磁片常用于腧穴及病变局部。磁场强度以 500 ～ 2000Gs 的磁片最常用。磁片要求两面光滑，边缘稍钝，注明极性，以利治疗和清洁消毒。

为防破裂或退磁，磁片不应大力碰击；两种不同强度的磁片不要互相吸引；两块磁片的同名极不要用力使其靠近；勿用高温消毒，可用 75％的乙醇消毒。磁片经长期使用而退磁时，可充磁后再用。

（二）旋转磁疗机

旋转磁疗机简称磁疗机，是目前使用较多的一种。其形式多种多样，但它的构造原理比较简单，是用一只小马达（电动机）带动 2 ～ 4 块永磁体旋转，形成一个交变磁场（异名极）或脉动磁场（同名极）。

磁疗机的磁铁柱选用磁场强度较强的钐钴永磁合金较好，直径为 5 ～ 10mm，长度为 5 ～ 7mm，表面磁场强度可达 3000 ～ 4000Gs。机器转速应每分钟 1500 转以上。在治疗时，转盘与皮肤保持一定距离，对准穴位进行治疗。

（三）电磁疗机

其原理是由电磁体（电磁线圈或电磁铁）通以电流（直流或交流）产生磁场，所产生的磁场可以是恒定磁场或交变磁场，临床上所用交流电磁疗机大部分是在矽钢片上绕以一定量的漆包线，通电后产生一定强度的交变磁场。交变磁场频率一般为 50 周 / 秒，磁场强度为 500 ～ 3000Gs。磁头有多种形式，用于不同的部位，圆形的多用于胸腹部和肢体，凹形的常用于腰部，环形的常用于膝关节，条形的常用于穴位或会阴部。

二、操作方法

（一）静磁法

将磁片贴敷在穴位表面，产生恒定的磁场。

1. 直接贴敷法　用胶布或伤湿止痛膏将直径 5 ～ 20mm、厚 3 ～ 4mm 的磁铁片，直接贴敷在穴位或痛点上，磁铁片表面的磁场强度为数百至 2000Gs，或用磁珠贴敷于耳穴。根据治疗部位不同，贴敷时可采用以下 3 种方法（图 9-3）：

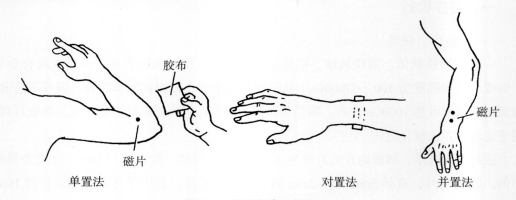

图 9-3　磁片直接贴敷法

（1）单置法：只使用一块磁铁片，将其极面正对治疗部位，这种方法局限于浅部病变。

（2）对置法：将两块磁铁片的异名极面，以相对的方向贴敷于治疗穴位上。如内关和外关、内膝眼和外膝眼等常用这种方法。此法可使磁力线充分穿过治疗部位。

（3）并置法：若选用的穴位相距比较近，则根据同名极相斥的原理，可使磁力线深达内部组织和器官。在这种情况下，不用异名极并置法，以免磁力线发生短路，不能达到深层组织。若病变浅且范围较大时，可在病变范围两端贴敷异名极磁片，这种方法可使更多的磁力线穿过病变部位。

2. 间接贴敷法　如患者皮肤对胶布过敏，磁铁较大，用胶布不易固定；或出汗、洗澡时贴敷磁铁有困难；或慢性病需长期贴敷磁铁片时，可用间接贴敷法。即将磁铁片放到衣服口袋中，或缝到内衣、衬裤、鞋、帽内，或根据磁铁的大小和穴位所在部位，缝制专用口袋，将磁铁装进口袋，然后穿戴到身上，使穴位接受磁场的作用。治疗高血压或神经衰弱时可使用"磁性降压带"作用于内关及外关或三阴交等穴，使用比较方便。

3. 磁针法　将皮内针或短毫针刺入人体腧穴或痛点上，针的尾部伏在皮肤外面，其上再放一磁铁片，然后用胶布固定，这样可使磁场通过针尖集中射入深层组织。这种方法常用于五官科疾病，也可用于腱鞘炎及良性肿物。

（二）动磁法

动磁法是用变动磁场作用于腧穴以治疗疾病的方法。

1. 脉动磁场疗法　同名极旋磁机由于磁铁柱之间互为同名极，发出的磁场为脉动磁场。将机器对准穴位进行治疗，若病变部位较深，可用两个同名旋磁机对置于治疗部位进行治疗，使磁力线穿过病变部位。若病变部位呈长条形，部位也表浅，可采用异名极并置法，将两个互为异名极的旋磁机顺着发病区并置，如神经、血管、肌肉等疾患常采用这种形式。

以 CS401 型立地式磁疗机为例，操作方法如下：

（1）调整磁头位置，对准所选穴位，并将机头紧密平行接触于治疗部位；

（2）打开电源开关，调节输出电压旋钮至所需电压值；

（3）每个穴位或部位治疗 5 ～ 15 分钟，最长治疗时间不超过 30 分钟，10 ～ 15 次为 1 个疗程；

（4）治疗完毕按相反顺序关闭机器，将机头取下；

（5）机头保护罩应用 75% 的乙醇擦拭消毒；

（6）机器马达应避免空转，以减轻碳刷磨损。

2. 交变磁场疗法　一般使用电磁疗机产生的低频交变磁场治疗疾病。电磁疗机有多种类型，使用方法大体相同：

（1）将磁头导线插入插孔内，选择合适的磁头置于治疗部位；

（2）接通电源，指示灯亮，电压表指针上升，如有磁场强度调节旋钮、脉冲频率调节旋钮，应按机器说明顺序调好，电压旋钮有弱、中、强3档，可视具体情况选用；

（3）治疗中应询问患者局部是否过热，如过热应用纱布等隔垫，磁头过热还可更换磁头，或降温后再用，要严防烫伤；

（4）每次治疗15～30分钟，每日1次，10～15次为一疗程；

（5）治疗结束，按相反顺序关闭机器。

（三）剂量

磁疗和其他疗法一样，治疗剂量也是一个重要的问题，其划分标准有以下几种：

1. 按磁片的表面磁场强度分级

（1）小剂量：每块磁片表面磁场强度为200～1000Gs。

（2）中剂量：每块磁片表面磁场强度为1000～2000Gs。

（3）大剂量：每块磁片表面磁场强度为2000Cs以上。

2. 按人体对磁场强度的总接受量分级（即贴敷人体各个磁片磁场强度的总和）

（1）小剂量：磁片的总磁场强度为4000Gs以下。

（2）中剂量：磁片的总磁场强度为4000～6000Gs。

（3）大剂量：磁片的总磁场强度为6000Gs。

3. 磁疗治疗剂量和疗效

磁疗治疗剂量是否恰当，影响治疗效果，同时还影响患者是否能够耐受。选择剂量还可以参考患者年龄、体质情况、治疗部位。

（1）患者年龄、体质情况：一般年老、体弱、久病、儿童可用小剂量，若无不良反应，可酌情逐步增加剂量。年轻体壮者可用中剂量或大剂量。

（2）疾病情况：急性疼痛或急性炎症，如骨折、肾绞痛等可用大剂量，疗程宜短，症状消失即可停止治疗；慢性疾患如高血压、神经衰弱等可用小剂量，疗程宜长。

（3）治疗部位：头颈、胸腹部宜用小剂量；臀、股等肌肉丰满处，可用大剂量。

（四）疗程

磁疗的时间，根据方法来决定。贴敷法，一般急性浅表性疾病贴3天～1周，慢性病或病变深的贴敷时间应较长。旋磁法，每次治疗时间一般为20～30分钟，若分区治疗，每区（或每穴）5～10分钟。

疗程长短根据病情决定。一般情况下3～4周为一疗程，疗程之间休息5～10天。

三、适用范围

（一）临床应用

内科的高血压、冠心病、支气管炎、支气管哮喘、慢性肠炎、胃炎、胃肠功能紊乱、神经衰弱、关节炎、头痛、三叉神经痛、坐骨神经痛等，外科的急慢性扭挫伤、腱鞘炎、滑囊炎、肩周炎、腱鞘囊肿、创伤性关节炎、术后瘢痕痛、肾结石、胆结石、腰肌劳损、颈椎病、肋软骨炎、乳腺增生病、前列腺炎等，以及皮肤科的带状疱疹、神经性皮炎、皮肤慢性溃疡等，五官科的过敏性鼻炎、咽炎、睑腺炎、急性结膜炎、神经性耳聋、耳鸣等，妇科的痛经，儿科的遗尿、消化不良等。临床应用举例如下（表9-4）。

表9-4　穴位磁疗临床应用举例

病名	穴名
三叉神经痛	四白、下关、阿是穴
牙痛	颊车、下关、合谷
高血压	人迎
近视	风池、攒竹、睛明、四白
肩周炎	合谷、养老、阿是穴
失眠	百会、神庭、四神聪
肥胖症	中脘、水分、气海、关元、天枢、大横、足三里、阴陵泉
遗尿	关元、肾俞、三阴交

（二）禁忌证

1. 白细胞总数在 $4 \times 10^9 / L$ 以下者。

2. 急性严重疾患，如急性心肌梗死、急腹症、出血、脱水等。

3. 体质极度虚弱、高热。

4. 皮肤溃破、出血。

5. 磁疗后副作用明显。

四、注意事项

1. 首先应明确诊断，根据病情施治。

2. 做贴磁疗法时必须2天内复查，因为副作用大部分在2天内出现，副作用可有心慌、心悸、恶心、呕吐、一时性呼吸困难、嗜睡、乏力、头晕、低热等。如副作用轻微，且能坚持者，可继续治疗；若副作用严重不能坚持者，可取下磁片，中断治疗。

3. 如磁疗患者平时白细胞计数较低（如在 $4 \times 10^9 / L$ 以下），在磁疗中应定期复查血象。当白细胞计数较前更为减少时，应立即停止治疗。

4. 夏季贴敷磁片时，可在贴片和皮肤之间放一层隔垫物，以免汗液浸渍使磁片生锈。

5. 磁片不要接近手表，以免手表被磁化。

项目五　穴位激光照射法

穴位激光照射法，是利用低功率激光束直接照射穴位以治疗疾病的方法，又称"激光针"。

激光是 20 世纪 60 年代发展起来的一门科学，是人们对原子物理、光学、光谱学、微波技术和量子力学等多种学科综合研究的结果，是一种受激辐射而发出的一种光，又名"镭射"。它具有单色性好、相干性强、方向性优和能量密度高等特点。其治疗作用的产生，主要因它能产生 4 种对人体具有多重影响的反应，即光、热、压强和电磁场效应，尤其是光电效应，能使人体局部血管扩张，血流加快，细胞活力加强，从而达到活血祛瘀、消炎止痛的目的。用细微的激光束照射治疗具有无痛、无菌、简便、安全、强度可调和适用范围广等特点，医学上常用的激光有二氧化碳激光、半导体激光、氦－氖激光等。

能产生激光的装置叫激光器。针灸最常用的激光器是氦－氖（He-Ne）激光器和半导体激光器。

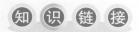

氦－氖激光的特性

氦－氖激光有独特的性质：

1. 小剂量刺激作用　它可使受照射皮肤糖原含量增加、蛋白合成加快等。

2. 累积效应　多次小剂量照射之和与一次大剂量照射产生的生物效应相似，这种累积效应是氦－氖激光独有的。

3. 扩散效应　氦－氖激光照射光斑直径只有几毫米，作用效果却影响到周围，这就是所谓扩散效应。

4. 光化学效应　指患者涂抹、注射、口服一些无毒物质，再用红色激光照射，会产生光化学反应，使原来不损伤机体的激光能量对病变组织起到杀伤的治疗作用。

一、激光针仪器

He-Ne 激光器是一种原子气体激光器，是针灸最常用的激光器。它主要由放电管、光学谐振腔、激励源 3 部分组成，发出波长 6328Å 的红色激光，功率一般为 2～20 毫瓦，光斑直径为 1～2mm，通过柔软的导光纤维，可随意投射到任何穴位上。He-Ne 激光束能部分达到生物组织 10～15mm 深处，故可在一定程度上代替针刺刺激穴位以达治病目的。

目前还有一种将光导纤维通过注射针直接将激光导入穴位深处，用来治病的新型激光治疗仪，对某些疾病如前列腺炎等疗效更好。

二、操作方法

在使用之前，必须检查地线是否接好，有无漏电、混线等问题。否则，易发生触电或致机器烧毁。选择适当体位，充分暴露要照射的部位。接通电源，He-Ne 激光器发射出橘红色的光束，若此时激光管不亮或出现闪辉现象时，表明启动电压过低，应立即断电，并将电流调节旋钮顺时针方向转 1 ～ 2 档，停 1 分钟后，再打开电源开关。切勿多次开闭电源开关，以免引起故障。经调整电流，使激光管发光稳定，然后将激光束的光斑对准需要照射的穴位直接垂直照射，其至皮肤的距离为 8 ～ 100mm，每次每穴照射 5 ～ 10 分钟，照射时间一般不超过 20 分钟，每日照射 1 次，10 次为一疗程。

三、适用范围

本法的临床适应证较广，常用于急慢性咽炎、扁桃体炎、鼻炎、鼻窦炎、头痛、支气管炎、哮喘、皮肤和黏膜的慢性溃疡、口腔黏膜病、皮肤血管瘤、湿疹、冻疮、白癜风、胃和十二指肠溃疡、高血压、慢性结肠炎、神经炎、面神经麻痹、神经衰弱、关节炎、慢性盆腔炎、肩周炎、网球肘、周围神经损伤、前列腺炎、前列腺肥大、小儿腹泻、乳腺炎等。此外，还有用激光穴位照射代替麻醉进行拔牙、扁桃体摘除手术等。临床应用举例如下（表9-5）。

表9-5　穴位激光照射临床应用举例

病名	穴名
感冒	大椎、肺俞、风池、列缺
小儿遗尿	关元、命门、肾俞、膀胱俞
过敏性鼻炎	印堂、迎香
痛经	关元、中极、血海、三阴交
胎位不正	双侧至阴
肩周炎	肩井、肩贞、肩髃、天宗、曲池
牙痛	下关、颊车、合谷
面瘫	阳白、太阳、地仓、颊车、翳风、合谷、太冲

四、注意事项

1.避免直视激光束，以免损伤眼睛。工作人员及面部照射的患者，应戴防护眼镜。

2. 光束一定要对准需要照射的病灶或穴位，嘱患者切勿移动，以免照射不准。

3. 若治疗中出现头晕、恶心、心悸等副作用，应缩短照射时间和次数，或终止治疗。

复习思考

选择题（A1 型题，每小题有 A、B、C、D、E 5 个备选答案，请从中选一个最佳答案）

1. 穴位注射法中，胸背部每穴注射剂量为（　　　）

　　A. 0.3 ～ 0.5mL　　　　　　B. 0.5 ～ 1mL　　　　　　C. 1 ～ 2mL

　　D. 2 ～ 5mL　　　　　　　E. 0.1 ～ 0.3mL

2. 穴位注射不可注入的部位是（　　　）

　　A. 皮下　　　　　　　　　B. 肌肉深部　　　　　　　C. 神经根附近

　　D. 关节腔　　　　　　　　E. 阳性反应点

3. 刺激性较大的药物和特异性药物穴位注射，每次用量多为常规用量的（　　　）

　　A. 1/2 ～ 1　　　　　　　B. 1 ～ 2　　　　　　　　C. 1/10 ～ 1/3

　　D. 1/20 ～ 1/10　　　　　E. 2 ～ 3

4. 用以下何种溶剂调和贴敷药物，可润肤生肌（　　　）

　　A. 酒　　　　　　　　　　B. 油　　　　　　　　　　C. 醋

　　D. 水　　　　　　　　　　E. 姜汁

5. 在穴位贴敷法中，用哪种物质调药可以起到解毒、化瘀、敛疮的作用（　　　）

　　A. 酒　　　　　　　　　　B. 醋　　　　　　　　　　C. 水

　　D. 油　　　　　　　　　　E. 生姜汁

6. 临床最为常用的磁片磁场强度是（　　　）

　　A. 300 ～ 500GS　　　　　B. 500 ～ 2000GS　　　　C. 1000 ～ 2000GS

　　D. 1500 ～ 3000GS　　　　E. 大于 3000GS

7. 临床应用穴位磁疗出现副作用的时间一般是（　　　）

　　A. 2 天　　　　　　　　　B. 15 天　　　　　　　　C. 30 分钟

　　D. 1 周　　　　　　　　　E. 2 小时

8. He–Ne 激光束能部分到达生物组织多少毫米深处（　　　）

　　A. 50 ～ 100mm　　　　　B. 100 ～ 150mm　　　　　C. 10 ～ 30mm

　　D. 10 ～ 100mm　　　　　E. 10 ～ 15mm

扫一扫，知答案

下篇　技能训练与考核

技能训练与考核内容

项目一　毫针刺法训练

一、毫针练针法训练

【目的要求】

了解毫针的结构、规格，并学会选择、检查毫针；通过纸垫练针，掌握正确的练针方法，提高指力，为以后在人体腧穴上实际操作打下基础。

【实训器材】

各种规格和种类的毫针、针盘、学生自备练针用的纸垫、棉团。

【实训步骤】

1. 观看毫针样品

（1）长短、粗细不同规格的毫针。

（2）圈柄针、花柄针、平柄针、管柄针，以及一次性无菌针。

2. 教师示范操作

（1）示范毫针针尖、针身、针根、针柄的检查方法。

（2）纸垫练针法：左手拿住纸垫，右手拇、食、中三指持针柄，如持笔状，使针尖垂直抵在纸垫上，然后右手拇指与食、中指前后捻动针柄，并渐渐地加一定的压力，或不捻动针柄直接向下用力，使针尖刺入纸垫，拔出后另换一处，反复练习。

（3）棉团练针法：练针方法同纸垫练针法，主要做提插、捻转等手法的练习。

3. 学生分组练习，教师巡回辅导

【实训小结】

（1）说出所持毫针的结构、规格、种类和针具的检查方法。

（2）描述纸垫及棉团练针的体会。

【实训时间】

2学时。

二、毫针进针法训练

【目的要求】

掌握临床常用进针法，进针后能恰当地把握针刺的方向、角度和深度。

【实训器材】

毫针、针盘、镊子、消毒干棉球、75%的乙醇棉球，或棉签及75%的乙醇，学生自备练针用的纸垫、棉团。

【实训步骤】

1. 教师示范操作

注：每次操作前先清洁洗手（六步洗手法），用75%的乙醇擦拭消毒双手拇、食、中指3指，常规消毒所选进针腧穴，从穴位中心开始，消毒范围不小于5cm（根据穴位所在位置可灵活掌握），除一次性毫针外，针具也要严格消毒。

（1）常用进针法

①单手进针法

用右手拇指、食指持1.5寸以下的短针，中指抵住合谷穴，指腹紧靠针身下端，当拇指、食指向下用力按压时，中指随之屈曲，将针迅速刺入，再直刺至所要求的深度。

②双手进针法

指切进针法：用左手拇指或食指指甲切按在曲池穴皮肤上，右手持1.5寸的毫针，将针紧靠左手指甲缘将针刺入皮下。注意用力要适度。

夹持进针法：用左手拇指、食指持捏消毒干棉球，夹住针身下端，露出针尖，将针尖固定在足三里穴的皮肤表面，右手持2寸长毫针，双手协同用力将针刺入皮下，直至所要求的深度。

舒张进针法：用左手拇指、食指或食指、中指将天枢穴的皮肤向两侧撑开，使之绷紧，右手持针刺入。

提捏进针法：取印堂穴，用左手拇指、食指将局部的皮肤肌肉捏起，右手持针从捏起部的上端刺入。要注意针刺的角度。

（2）针刺的角度、方向和深度：结合各种针刺方法和针刺腧穴的部位加以示范和说明。

2. 学生分组练习，教师巡回辅导

（1）棉团练习：学生根据常用进针法的操作要求在棉团上反复练习，直至熟练，教师巡视辅导。

（2）实体练习：学生自身或相互之间选择四肢部腧穴进行常用进针法练习，教师巡视辅导。

注意事项：选择合适的体位，消毒操作手指和穴位，选择适宜的针具进针，进针后能恰当地把握针刺的角度、方向和深度，注意手法要轻巧。

【实训小结】

按下表（表 10-1）将训练内容如实地加以记录。

表 10-1　毫针进针练习记录表

针刺穴位	进针方法	针刺角度和深度	针感和疼痛程度

【实训时间】

2 学时。

三、毫针行针基本手法训练

【目的要求】

熟练掌握毫针行针的基本手法，在针刺过程中仔细体会针刺得气的感觉。

【实训器材】

毫针、针盘、镊子、消毒干棉球、75% 的乙醇棉球，或棉签及 75% 的乙醇，学生自备练针用的纸垫、棉团。

【实训步骤】

1. 教师示范操作

（1）提插法：右手持针将针刺入腧穴的一定深度后，将针由深层提至浅层，再由浅层插至深层，如此反复上提下插。要点：提插幅度、频率相等，指力均匀，防止针身弯曲。提插幅度大（3～5 分）、频率快（120～160 次 / 分），针感强；反之，提插幅度小（1～2分）、频率慢（60～80 次 / 分），针感相对较弱。

（2）捻转法：将针刺入腧穴一定深度后，右手持针反复施以捻转动作。要点：捻转角度、频率一致，指力均匀，不能单向捻转。捻转角度大、频率快，则针感强；捻转角度小，频率慢，则针感弱。

2. 学生分组练习

（1）棉团练习：学生根据操作要求在棉团上练习行针的基本手法，直至熟练，教师巡视辅导。

（2）实体练习：学生自身或相互之间选择四肢部腧穴进行提插、捻转手法练习，教师巡视辅导。

注意事项：选择合适的体位，消毒操作手指和穴位，选择适宜的针具进针，行提插或捻转手法，体会得气感。

【实训小结】

按下表（表10-2）将训练内容如实地加以记录。

表10-2　毫针行针基本手法练习记录表

针刺穴位	行针方法	幅度（角度）、频率、操作	针感性质和程度

【实训时间】

2 学时。

四、毫针行针辅助手法训练

【目的要求】

熟练掌握毫针行针的辅助手法，在针刺过程中仔细体会针刺得气的感觉。

【实训器材】

毫针、针盘、镊子、消毒干棉球、75% 的乙醇棉球，或棉签及 75% 的乙醇，学生自备练针用的纸垫、棉团。

【实训步骤】

1. 教师示范操作

（1）循法：将针刺入腧穴一定深度后，用手指顺着经脉的循行路线，在穴位上下部轻柔地循按或叩打。

（2）弹法：在留针过程中，用手指轻弹针尾或针柄，使针体轻微震动。

（3）刮法：将针刺入一定深度后，用拇指抵住针尾，以食指或中指的指甲由下而上频频刮动针柄；或用食指、中指抵住针尾，以拇指指甲刮动针柄。

（4）摇法：将针刺入一定深度后，拇指、食指持针柄，中指抵在穴位旁的皮肤上，将针轻轻摇动。可直立针身而摇，也可卧倒针身而摇。

（5）飞法：针刺入一定深度后，用拇指、食指持针柄细细捻搓数次，然后张开两指，一搓一放，反复数次，状如飞鸟展翅。

（6）震颤法：以拇指、食指、中指 3 指夹持针柄，用小幅度、高频率的提插捻转动作，使针身发生轻轻震颤，以增强针感。

2.学生分组练习

（1）棉团练习：学生根据操作要求在棉团上练习行针的辅助手法，直至熟练，教师巡视辅导。

（2）实体练习：学生自身或相互之间选择四肢部腧穴进行辅助手法练习，教师巡视辅导。

注意事项：选择合适的体位，消毒操作手指和穴位，选择适宜的针具进针，得气后留针，分别做辅助手法练习，体会针感。

【实训小结】

按下表（表 10-3）将训练内容如实地加以记录。

表 10-3　毫针行针辅助手法练习记录表

针刺穴位	行针方法	幅度（角度）、频率、操作	针感性质和程度

【实训时间】

2 学时。

五、毫针单式补泻手法训练

【目的要求】

掌握临床常用的单式针刺补泻手法的操作技术，能正确区分针刺补法和泻法之间的不同技术要点。

【实训器材】

毫针、针盘、镊子、消毒干棉球、75% 的乙醇棉球或棉签及 75% 的乙醇，学生自备练针用的纸垫、棉团。

【实训步骤】

1. 教师示范操作

（1）提插补泻

补法：针刺得气后，在得气处重插轻提，反复多次。

泻法：针刺得气后，在得气处轻插重提，反复多次。

（2）捻转补泻

补法：针刺得气后，左转为主，即向左转用力重，右转用力轻，反复多次。

泻法：针刺得气后，右转为主，即向右转用力重，左转用力轻，反复多次。

（3）徐疾补泻

补法：进针后先在浅层得气，再缓缓将针插到深层，出针时快速退出。

泻法：进针后快速插到深层候气，得气后缓慢出针。

（4）迎随补泻

补法：进针时针尖随着经脉循行去的方向刺入。

泻法：进针时针尖迎着经脉循行来的方向刺入。

（5）呼吸补泻

补法：当患者呼气时进针，吸气时出针。配合提插法。

泻法：当患者吸气时进针，呼气时出针。配合提插法。

（6）开阖补泻

补法：出针后，迅速按压针孔。

泻法：出针时，不按压针孔或摇大针孔。

（7）平补平泻

针下得气后，均匀地提插、捻转。

2. 学生分组练习

（1）棉团练习：学生根据操作要求在棉团上练习各种针刺补泻手法，重点练习提插补泻和捻转补泻，直至熟练，教师巡视辅导。

（2）实体练习：学生自身或相互之间选择四肢部腧穴进行针刺补泻手法练习，教师巡视辅导。

注意事项：选择合适的体位，消毒操作手指和穴位，选择适宜的针具，做各种补泻手法操作，仔细体会针下的感觉。

【实训小结】

按下表（表10-4）将训练内容如实地加以记录。

表 10-4　毫针单式补泻手法练习记录表

针刺穴位	补泻手法	施术过程	针感和程度

【实训时间】

2 学时。

六、毫针复式补泻手法训练

【目的要求】

通过训练，掌握烧山火、透天凉手法操作要领。

【实训器材】

毫针、针盘、镊子、消毒干棉球、75% 的乙醇棉球，或棉签及 75% 的乙醇，学生自备练针用的纸垫、棉团。

【实训步骤】

1.教师示范操作

（1）烧山火

将所刺腧穴的深度分为浅、中、深 3 层（天、地、人 3 部）。进针时，医者重用指切押手，令患者自然呼吸，随其呼气时，将针刺入浅层（天部）得气。得气后，重插轻提，连续重复 9 次（行九阳数）。其后将针刺入中层（人部），重插轻提，重复 9 次（行九阳数）。其后，将针刺入深层（地部），重插轻提，重复 9 次（行九阳数）。此时，如果针下产生热感，少待片刻。随患者吸气时将针一次提到浅层，此为一度。如果针下未产生热感，可随患者呼吸时，再施前法，一般不超过三度。手法操作完毕后，留针 15～20 分钟，待针下松弛时，待患者吸气时将针快速拔出，疾按针孔。

技术要点：有徐疾、提插、呼吸和开阖 4 种单式补法组成，为针刺补法的综合应用。操作分浅、中、深 3 层，先浅后深，进三退一，重插轻提，行九阳数。

（2）透天凉

将所刺腧穴的深度分为浅、中、深 3 层（天、地、人 3 部）。进针时，医者轻用押手，令患者自然呼吸，随其吸气时，将针刺入深层（地部）得气。得气后，轻插重提，连续重复 6 次（行六阴数）。其后将提至中层（人部），轻插重提，重复 6 次（行六阴数）。再将针提至浅层（天部），轻插重提，重复 6 次（行六阴数）。此时，如果针下产生凉感，此为一度。如果针下未产生凉感，可将针一次性下插至深部，再施前法，但一般不超过三度。凉感不论在地部、人部或天部出现，可停止手法操作。手法操作结束后，留针 15～20 分钟，待针下松弛时，待患者呼气时将针缓慢拔出，不按针孔或缓按针孔。

技术要点：有徐疾、提插、呼吸和开阖4种单式泻法组成，为针刺泻法的综合应用。操作分深、中、浅3层，先深后浅，进一退三，轻插重提，行六阴数。

2. 学生分组练习

（1）棉团练习：学生根据操作要求在棉团上练习烧山火、透天凉复式补泻手法，教师巡视辅导。

（2）实体练习：学生自身或相互之间选择四肢部腧穴进行毫针复式补泻手法练习，教师巡视辅导。

注意事项：选择合适的体位，消毒操作手指和穴位，选择适宜的针具，按热补法或凉泻法要求进针，热补法或凉泻法操作，仔细体会针下的感觉，最后按热补法或凉泻法操作要求出针。

【实训小结】

按下表（表10-5）将训练内容如实地加以记录。

表10-5 毫针复式补泻手法练习记录表

针刺穴位	补泻手法	施术过程	针感和程度

【实训时间】

3学时。

七、部分慎针穴刺法训练

【目的要求】

通过训练，掌握慎针穴针刺方法，在操作中，准确把握针刺的角度、深度、方向，并取得应有的针感，防止意外事故发生。每个部位选取一个典型腧穴进行训练，其他相关腧穴可参此训练。

【实训器材】

毫针、针盘、镊子、消毒干棉球、75%的乙醇棉球，或棉签及75%的乙醇，学生自备练针用的纸垫、棉团。

【实训步骤】

1. 教师示范操作

（1）眼球周围腧穴：选择承泣、睛明、球后其中一穴，嘱患者闭目，押手将眼球推开并固定，针沿眶骨边缘缓慢刺入 0.5～1 寸，最深不超过 1.5 寸，不宜提插捻转，出针后用消毒干棉球按压针孔 1～2 分钟，以防出血。

（2）耳部腧穴：选择耳门、听宫、听会其一，张口直刺 0.5～1 寸，留针时再将口慢慢闭上。翳风直刺 0.5～0.8 寸，不宜过深，以免损伤面神经。

（3）项部腧穴：选择哑门、风府，针刺时嘱患者俯卧或伏案正坐，头微向前倾，颈项部肌肉放松，向下颌方向缓慢刺入 0.5～1 寸。风池穴针刺时，针尖向鼻尖方向缓慢刺入 0.8～1.2 寸。

（4）胸部腧穴：选择膻中穴，下平刺 0.5～0.8 寸。

（5）腹部腧穴：选择天枢穴，直刺 0.8～1.2 寸，进针宜缓，不可过深，避免刺伤肠道。

（6）背部腧穴：督脉腧穴向上斜刺 0.5～1 寸。膀胱经腧穴向脊柱斜刺 0.5～0.8 寸，不可深刺、直刺，以免刺伤肺脏。

（7）骶部腧穴：选择长强穴，针刺时针尖向上紧靠尾骨前面与尾骨平行刺入 0.8～1 寸。

2. 学生分组练习

学生相互之间选择不同部位的慎针腧穴进行练习，教师巡视辅导。

注意事项：选择合适的体位，消毒操作手指和穴位，选择适宜的针具。根据不同部位的腧穴选择合适的角度和方向进针，注意针刺深度，仔细体会针下的感觉。

【实训小结】

按下表（表 10-6）将训练内容如实地加以记录。

表 10-6　慎针穴刺法练习记录表

针刺穴位	针刺角度和方向	针刺深度	针感和程度

【实训时间】

3 学时。

八、飞针走气四法训练

【目的要求】

掌握青龙摆尾、白虎摇头、苍龟探穴、赤凤迎源手法操作要领。

【实训器材】

毫针、针盘、镊子、消毒干棉球、75%的乙醇棉球，或棉签及75%的乙醇，学生自备练针用的纸垫、棉团。

【实训步骤】

1. 教师示范操作

（1）青龙摆尾：针刺得气后，提针至穴位浅层（天部），按倒针身，以针尖刺向病所，执住针柄不进不退，缓缓左右摆动（45°以内），好像手扶船舵或左或右以正航向一样，摇摆九阳之数，并结合循摄法，使针感逐渐扩散。手法用毕后，缓慢将针拔出，急闭针孔。

技术要点：本法必须在穴位浅部操作，动作均匀自然，左右对称，幅度不可忽大忽小，速度不可忽快忽慢。

（2）白虎摇头：进针至穴位深层（地部），得气后两指扶针尾向外退针，随受术者呼吸摇动针体，左转一呼一摇，呈半圆形，由右下方摇着进至左上方（进圆）；右转一吸一摇，呈半方形，由左上方退至右下方（退方）。左右摇动，有如摇铃，其间要有停顿，以使针体振动。并结合循摄法，使针感逐渐扩散。

技术要点：本法必须掌握在穴位深层操作，针体保持直立。左右摇针的动作必须用力均匀自然，幅度不可忽大忽小，速度不可忽快忽慢。

（3）苍龟探穴：直刺进针得气后，自腧穴深层一次退至腧穴浅层皮下，依照先上后下、从左到右的次序斜刺进针，更换针向。向每一方针刺，都必须由浅入深，分3部徐徐而行，待针刺得到新的针感时，则一次性退至腧穴浅层皮下，然后改变针向，依上法行针。

技术要点：向每一方针刺，都必须由浅入深，分3部徐徐而行，待针刺得到新的针感时，则一次性退至腧穴浅层皮下，然后改变针向。

（4）赤凤迎源：先直刺进针至腧穴深层，再退针至腧穴浅层，待针下得气，针体自摇，插针至腧穴中层，然后边提插，边捻转。其后用右手拇指、食指呈交互状，拇指指尖向前，食指指尖向后，将两指弯曲，用拇指指腹及食指第一节桡侧由针根部轻贴针柄，由下而上沿针柄呈螺旋式搓摩。两指一搓一放，如飞鸟展翅状。力度一定要均匀一致，使指感有如转针，但针体不能上提。

技术要点：此法宜缓宜均，不宜过猛，过猛易引起滞针疼痛。

2. 学生分组练习

（1）棉团练习：学生根据操作要求在棉团上练习青龙摆尾、白虎摇头、苍龟探穴、赤凤迎源手法，教师巡视辅导。

（2）实体练习：学生自身或相互之间选择腧穴进行青龙摆尾、白虎摇头、苍龟探穴、赤凤迎源手法练习，教师巡视辅导。

注意事项：选择合适的体位，消毒操作手指和穴位，选择适宜的针具，按要求进针，进行手法操作，仔细体会针下的感觉，并按照操作要求出针。

【实训小结】

按下表（表10-7）将训练内容如实地加以记录。

表10-7　飞针走气四法练习记录表

针刺穴位	手法	施术过程	针感和程度

【实训时间】

2学时。

项目二　灸法训练

一、艾炷灸法训练

【目的要求】

掌握大小不同艾炷的制作方法；重点掌握非化脓灸、隔姜灸的操作。

【实训器材】

粗细艾绒、生姜、大蒜、食盐、生附子末、小刀、牙签、镊子、打火机、线香、凡士林、75%的乙醇、棉签等。

【实训步骤】

（一）教师示范操作

1. 制作艾炷　将适量的艾绒放在桌面上，用拇、食、中3指边捏边旋转，把艾绒捏成大小不同的圆锥型艾炷。艾炷要紧实而不松散，分大、中、小3种规格。大炷如蚕豆大，中炷如黄豆大，小炷如麦粒大。

2. 非化脓灸　先将施灸处涂以少量凡士林，放置小艾炷后用线香将其点燃，未等艾炷烧尽，患者感到皮肤灼烫时立即用镊子将艾炷夹去或用纸板压灭。同法连续灸5～7壮，以局部皮肤出现轻度红晕为度。

3. 隔姜灸　将新鲜生姜用小刀切成3～5mm厚的薄片，中间用牙签穿刺数孔，上置艾炷，放于穴位上施灸。当患者感到灼烫时，将姜片挪开片刻，随即移回继续灸治。如此反复操作，直至局部皮肤潮红为度。

4. 隔蒜灸　操作同隔姜灸。

5. 隔盐灸　将干燥的食盐放入肚脐，填平脐孔，如肚脐凸起或凹陷不明显，可在脐周围一圈面条，再放食盐；在盐上置姜片，姜片上放大艾炷施灸。一般可灸 3～7 壮。

6. 隔附子饼灸　将附子末用黄酒调和，做成软硬适中、大小适宜、厚约 4mm 的附子饼，中间扎数孔，施灸方法同隔姜灸。

（二）学生练习

学生分组练习，教师巡回辅导。

【实训小结】

按下表（表 10-8）将实训内容如实地加以记录。

表 10-8　艾炷灸法练习记录表

灸法名称	施灸部位	艾炷大小	壮数	灸感

【实训时间】

2 学时。

二、艾条灸、温针灸法、其他灸法训练

【目的要求】

掌握艾条灸、温针灸的操作方法。

【实训器材】

艾绒、纯艾条、药艾条、太乙针、雷火针、毫针、75% 的乙醇、棉签、棉布、打火机、线香、蜡烛等。

【实训步骤】

（一）教师示范操作

1. 悬起灸

（1）温和灸：点燃艾条的一端，手持艾条，距施灸部位皮肤 2～3cm 进行熏灸，待患者局部有温热和舒适感。对小儿患者及皮肤知觉迟钝者，医者宜以左手食指和中指分置穴区两旁，以感觉灸热程度，以避免烫伤。一般每个穴位操作 10～15 分钟，至皮肤出现红晕为度。

（2）雀啄灸：取清艾条或药艾条一支，将艾条燃着端对准所选穴位，采用类似麻雀啄食般的一起一落、忽近忽远的手法施灸，给予较强烈的温热刺激。一般每次灸治 5～10

分钟。亦有以艾条靠近穴区灸至患者感到灼烫提起为一壮，如此反复操作，每次灸 3 ～ 7 壮。不论何种操作，都以局部出现深红晕湿润或以患者获得灸感为度。

（3）回旋灸：回旋灸的灸条分为清艾条（包括无烟艾条）和药艾条。回旋灸的操作法有两种：一种为平面回旋灸。将艾条点燃端先在选定的穴区或患部熏灸测试，至局部有灼热感时，即在此距离作平行往复回旋施灸，每次灸 20 ～ 30 分钟。视病灶范围，尚可延长灸治时间，以局部潮红为度，此法灸疗面积较大之病灶；一种为螺旋式回旋灸，即将灸条燃着端反复从离穴区或病灶最近处，由近及远呈螺旋式施灸，本法适用于病灶较小的痛点以及治疗急性病证，其热力较强，以局部出现深色红晕为宜。

2.实按灸　在施灸部位铺上 6 ～ 7 层棉布，将点燃的"太乙针"或"雷火针"对准施术处的穴位直按其上，停留 1 ～ 2 秒，使热透达深部，随即抬起，艾火熄灭，可再点燃，如此反复 5 ～ 7 次。

3.温针灸　先取长度 1.5 寸或以上的毫针，刺入穴位得气后，在留针过程中，于针柄上裹以纯艾绒的艾团，或取约 2cm 长的艾条一段，套在针柄之上，无论艾团、艾条段，均应距皮肤 2 ～ 3cm，再从其下端点燃施灸。在燃烧过程中，如患者觉灼烫难忍，可在该穴区置一硬纸片，以稍减火力。每次如用艾团，可灸 3 ～ 4 壮；艾条 1 段即可。

4.其他灸法　教师可根据实际情况示范操作其他灸法。

（二）学生练习

学生分组练习，教师巡回指导。

【实训小结】

按下表（表 10-9）将实训内容如实地加以记录。

表 10-9　艾条灸、温针灸法、其他灸法练习记录表

灸法名称	施灸部位	施灸时间	灸感

【实训时间】

2 学时。

项目三　拔罐法训练

【目的要求】

熟练掌握常用火罐法的操作及应用，熟悉各种不同罐具的操作。

【实训器材】

各种规格的玻璃罐、竹罐、抽气罐、酒精灯、95% 的乙醇、75% 的乙醇、消毒棉球、镊子、毫针、三棱针、皮肤针、打火机、凡士林、卫生纸等。

【实训步骤】

（一）观看各种罐具

（二）教师示范操作

1. 火罐法操作

（1）闪火法：用镊子夹 95% 的乙醇棉球点燃，在罐内中底部绕 1～2 圈或停留 1～2 秒再抽出；迅速将罐扣在应拔部位上，即可吸住。

（2）投火法：将纸条或 95% 的乙醇棉球点燃投入罐内，在纸条或棉球燃烧最旺时，迅速将罐扣在应拔部位上。此法应采取侧面横拔，以避免烫伤皮肤。

（3）贴棉法：将一大小适宜的 95% 的乙醇棉片贴在罐内壁中下段，点燃后扣在施术部位上。此法应注意乙醇不宜过多，以防滴下烫伤皮肤。

2. 火罐法的应用

（1）留罐：拔罐后将罐留置 10～15 分钟，使浅层皮肤和肌肉吸入罐内，轻者皮肤潮红，重者皮下瘀血紫黑。

（2）闪罐：用闪火法将玻璃罐吸拔于应拔部位，随即取下，再吸拔，再取下，反复吸拔至皮肤潮红，或罐体底部发热为度。

（3）走罐：先在施罐部位涂一些润滑剂，用闪火法吸拔后，以手握住罐底，稍倾斜，稍用力将罐沿着肌肉、骨骼、经络循行路线推拉（罐具前进方向略提起，后方着力），反复运作至走罐区皮肤潮红、充血甚或紫红色为度。

（4）针罐：在相关腧穴上针刺得气后留针，再以针为中心拔罐，然后留罐 5～10 分钟再起罐、出针。

（5）刺络拔罐：于施术腧穴或患处常规消毒后，用皮肤针、三棱针、注射针或粗毫针点刺皮肤渗血，然后拔留罐，至拔出少量恶血为度，起罐后用消毒棉球擦净血迹。

（三）学生练习

学生分组练习，教师巡回辅导。

【实训小结】

按下表（表 10-10）将实训内容如实地加以记录。

表 10-10 拔罐练习记录表

刮痧	施术部位	吸力大小	留置时间	皮肤变化

【实训时间】

2 学时。

项目四 刮痧法训练

【目的要求】

掌握身体不同部位刮痧方法和操作技术，熟悉各种不同刮痧器具的操作方法。

【实训器材】

刮痧板、刮痧油、75% 的乙醇、消毒棉球、干毛巾、纸巾等。

【实训步骤】

（一）观看刮痧板的形状、特点

（二）教师示范操作

1. 平刮　用刮痧板的平边着力于施术部位皮肤上，按一定的方向进行较大面积的平行刮拭。

2. 竖刮　用刮痧板的平边着力于施术部位皮肤上，方向为竖直上下进行较大面积刮拭。

3. 斜刮　用刮痧板的平边着力于施术部位皮肤上，进行斜向刮拭，用于某些不能进行平刮、竖刮的部位。

4. 角刮　用刮痧板的棱角、边角着力于施术部位皮肤上，进行较小面积的刮摩。

注意事项：在施行刮痧时，右手持刮痧工具，灵活利用腕力、臂力，切忌生硬用蛮力，质硬刮具的钝缘与皮肤之间角度以 45 度为宜，切不可成推、削之势，注意用力要均匀、适中，由轻到重，以患者能耐受为度，待皮下出现微紫红或紫黑色痧点、斑块即可。

（三）学生练习

学生分组练习，教师巡回辅导。

【实训小结】

按下表（表 10-11）将实训内容如实地加以记录。

表 10-11　刮痧练习记录表

刮痧方法	施术部位	补泻方法	操作时间	皮肤变化

【实训时间】

2 学时。

项目五　不同针具刺法训练

一、三棱针、皮肤针、皮内针法训练

【目的要求】

熟悉三棱针、皮肤针、皮内针的结构及特点，掌握 3 种针具的操作方法和技巧。

【实训器材】

大小号三棱针、皮肤针、颗粒式皮内针、揿钉式皮内针、2% 的碘酒、75% 的乙醇、消毒棉球、镊子、胶布、针盘、学生自备棉团等。

【实训步骤】

（一）观看各种针具

（二）教师示范操作

1. 三棱针

（1）点刺法：针刺前，在预定部位上下用左手拇、食指向针刺处推按，使血液积聚于针刺部位，继之用 2% 的碘酒棉球消毒，再用 75% 的乙醇棉球脱碘，针刺时左手拇、食、中指捏紧补刺部位，右手持针，用拇食两指捏住针柄，中指指腹紧靠针身下端，针尖露出 2 ～ 3mm，对准已消毒部位，刺入 2 ～ 3mm，随即将针迅速退出，轻轻挤压针孔周围，使出血少许，然后用消毒干棉球按压针孔。

（2）散刺法：局部常规消毒，根据病变部位大小的不同，可刺 10 ～ 20 针以上，由病变外缘环形向中心点刺。

（3）刺血法：先用带子或橡皮管，结扎在针刺部位上端，然后迅速消毒。针刺时左手拇指压在被针刺部位下端，右手持三棱针对准针刺部位的静脉，刺入脉中 2 ～ 3mm，立即将针退出，使其流出少量血液，出血停后，再用消毒干棉球按压针孔。当出血时，也要轻轻按压静脉上端，以助瘀血外出，毒邪得泻。

（4）挑刺法：用左手按压施术部位两侧，或捏起皮肤，使皮肤固定，右手持针迅速刺入皮肤 1～2mm，随即将针身倾斜挑破皮肤，使之出少量血液或少量黏液。也有再刺入 5mm 左右深，将针身倾斜并使针尖轻轻挑起，挑断皮下部分纤维组织，然后出针，覆盖敷料。

教师可根据实际情况示范刺血法和挑刺法。

2. 皮肤针

（1）叩刺方法：针具和叩刺部位用 75% 的乙醇消毒后，以右手拇指、中指、无名指握住针柄，食指伸直按住针柄中段，针头对准皮肤叩击，运用腕部的弹力，使针尖叩刺皮肤后，立即弹起，如此反复叩击。叩击时针尖与皮肤必须垂直，弹刺要准确，强度要均匀。

（2）刺激强度：轻刺激用力稍小，皮肤仅出现潮红、充血为度；重刺激用力较大，以皮肤有明显潮红，并有微出血为度；中刺激介于轻刺与重刺之间，以局部有较明显潮红，但不出血为度。

3. 皮内针

（1）颗粒式皮内针：用镊子夹住针柄，对准腧穴，沿皮下横向刺入，针身可刺入 0.5～0.8cm，针柄留于皮外，然后用胶布顺着针身进入的方向粘贴固定。

（2）揿钉式皮内针：用镊子夹住针圈，对准腧穴，直刺揿入，然后用胶布固定。也可将针圈贴在小块胶布上，手执胶布直压揿入所刺穴位。

（二）学生练习

学生先在棉团上分组练习，熟练后在自身或相互之间练习，教师巡回辅导。

【实训小结】

按下表（表 10-12）将实训内容如实地加以记录。

表 10-12　不同针具针法练习记录表

使用针具	针刺部位	操作要点	局部反应

【实训时间】

2 学时。

二、芒针、火针刺法训练

【目的要求】

了解芒针、火针的针具特点。掌握其操作方法。

【实训器材】

芒针、火针、2%的碘酒、75%的乙醇、消毒棉球、针盘等。

【实训步骤】

（一）观看各种针具

（二）教师示范操作

1.芒针刺法

（1）进针：首先要求刺手和押手密切配合，押手中指、无名指、小指屈曲于皮肤上，拇、食指用消毒干棉球捏住针身下端，露出针尖，刺手执针，两手同时用力，刺捻结合，迅速进针，透过皮表，然后在两手配合下，轻捻缓进，送针至所需的深度。

（2）行针：芒针刺到一定深度后，为了加强得气感应，应加以运针。运针时采取押手与刺手灵巧配合，刺手以拇指对中、食指夹持针柄，前后小幅度快速捻转，而押手食指轻轻向下循按针身，如雀啄之状。为扩大感应，提插范围可略大，动作宜配合默契，频而细，轻而柔，不要损伤脏器或引起患者不适感。

（3）出针：芒针多不留针，透穴可适当留针15～20分钟。出针时，亦需刺手和押手配合，顺刺入之方向缓缓退出，用消毒干棉球按压针孔片刻。取针后，宜令患者在诊室内休息数分钟后离开，以防不测。

2.火针刺法　选定穴位或针刺部位，用2%的碘酒消毒后，再用75%的乙醇棉球脱碘。左手持乙醇灯，右手持针，靠近施术部位，烧针后对准穴位，快速进针，迅速出针，用消毒棉球按揉针孔。针刺时，须细心谨慎，动作要敏捷，一刺即达到所需深度。

（三）学生练习

学生分组练习，教师巡回辅导。

【实训小结】

按下表（表10-13）将实训内容如实地加以记录。

表10-13　芒针、火针练习记录表

使用针具	针刺部位	操作要点	局部反应

【实训时间】

2学时。

项目六 不同部位刺法训练

一、耳针法训练

【目的要求】

掌握耳穴的定位、探查方法，重点掌握耳穴的毫针刺法、压籽法的操作。

【实训器材】

耳穴模型、耳穴探棒、耳穴测定仪、耳压板、王不留行籽、0.5 寸毫针、2% 的碘酒、75% 的乙醇、消毒棉球、镊子、胶布、剪刀等。

【实训步骤】

（一）点划耳穴

学生 2 人一组，在教师的指导下通过观察模型，相互之间点划耳穴。教师巡回检查点穴情况。

（二）教师示范操作

1. 耳穴探察

（1）直接观察法：用肉眼或借助放大镜，在自然光线下，观察耳郭各穴区有无变形、变色的征象。

（2）按压法：教师一手扶耳背，一手用毫针柄或牙签在选定的耳穴区进行探压，压力均匀并逐次进行，注意观察受检者的表情及反应，当有压痛时，受检者会出现皱眉、眨眼、呼痛或躲闪反应，此时可稍用力按压一下，作一个标记，以便治疗时选穴。

（3）触摸法：教师一食指紧贴耳背，拇指指腹轻抚耳郭前面，比较有无隆起、增厚、结节及大小、硬度等情况。少数患者应用按压法找不到压痛点时，可用手指按摩该耳区，然后再进行测定。

（4）电测定法：操作时受检者握住电极，教师手持探头，在受检者耳郭相应部位进行探查。当探头触及"良导点"时，可通过指示信号、音响或仪表反映出来。

2. 操作方法

（1）毫针法：对耳穴进行消毒后，用左手拇、食指固定耳郭，中指托着针刺部耳背，然后用右手拇、食指持针，用快速插入的速刺法或慢慢捻入的慢刺法将针刺入。针刺深度视耳郭不同部位厚薄而定，以刺入耳软骨（但不可穿透）且有针感为度。起针时左手托住耳背，右手起针，并用消毒干棉球压迫针眼，以防出血。

（2）埋针法：常规消毒后，左手固定耳郭，绷紧埋针处的皮肤，右手持镊子夹住消毒皮内针的针环，轻轻刺入所选穴区内，再用胶布固定。

（3）压丸法：选定穴位后，用75%的乙醇棉球消毒皮肤。将王不留行籽置于0.5cm×0.5cm的胶布中央，左手固定耳郭，右手用镊子夹住胶布贴敷在耳穴上。

（4）刺血法：操作前先按摩耳郭使其充血，再行消毒，用左手固定所选耳穴处的耳郭，右手持三棱针，对准耳穴用点刺法刺破，使之出血3～5滴，然后用消毒干棉球擦拭，按压止血。

（三）学生练习

学生分组练习，教师巡回辅导。

【实训小结】

按下表（表10-14）将实训内容如实地加以记录。

表10-14　耳针练习记录表

耳穴名称	刺激方法	感觉及程度

【实训时间】

2学时。

二、头针法训练

【目的要求】

掌握头穴线的定位和头皮针的操作方法，能顺利将针刺入帽状腱膜下层。

【实训器材】

头针模型、皮尺、毫针、2%的碘酒、75%的乙醇、消毒棉球、棉团、针盘、镊子、电针仪等。

【实训步骤】

（一）点划头穴线

学生2人一组，在教师的指导下通过观察模型，相互之间点划头穴线。教师巡回检查点穴情况。

（二）教师示范操作

1.进针法　选定头穴线，局部常规消毒，右手持针，针尖与头皮呈15°～30°角迅速刺入头皮下。进针后，右手拇、食指尖捏住针柄下半部，中指紧贴针体末端，沿皮将针体快速推至帽状腱膜下层。当针到达帽状腱膜下层后，指下会感到阻力减小，然后将针沿头皮针穴线推进0.5～1.5寸，再进行运针。

2. **运针法**　头皮针运针只捻转不提插。为使针的深度固定不变及捻转方便，一般以拇指掌侧面和食指桡侧面夹持针柄，以食指的掌指关节快速连续屈伸，使针身左右旋转，每分钟要求捻转 200 次左右。每次持续捻转 1 ～ 2 分钟，留针 20 ～ 30 分钟，在此期间还需间隔 5 分钟运针 1 次。也可以电针仪代替手法捻针。

3. **出针法**　出针时缓慢退针到皮下，然后迅速拔出。因为头皮血管比较丰富，取针后应立即用消毒干棉球按压，以防出血。

（三）学生练习

学生分组练习，教师巡回辅导。

【实训小结】

按下表（表 10–15）将实训内容如实地加以记录。

表 10–15　头针练习记录表

头穴线	针刺手法	针刺角度、方向、深度	针感性质和程度

【实训时间】

2 学时。

三、腕踝针法训练

【目的要求】

掌握腕踝针法的选穴配方原则及操作方法。

【实训器材】

1.5 寸毫针、2% 的碘酒、75% 的乙醇、消毒棉球、针盘等。

【实训步骤】

（一）定取上下 1 ～ 6 进针点的位置

老师先在一名学生的腕踝部进行定位，点画上下 1 ～ 6 进针点。然后学生两人一组进行实际点画进针点，教师巡回指导答疑。

（二）教师示范操作

常规消毒后，取 1.5 寸毫针，左手拇、食指绷紧皮肤，右手拇指在下，食、中指夹持针柄，针与皮肤成 30°角，快速进入真皮下。然后使针体贴着皮肤浅层向前推进 1.2 ～ 1.4 寸，以针下有松软感为宜。患者如有酸、麻、沉、胀、痛等感觉，说明进针过深，宜将针退出，使针尖在皮下，重新向前推进，至无上述反应。总之，不可出现得气感。

（三）学生练习

学生分组练习，教师巡回辅导。

【实训小结】

按下表（表10-16）将实训内容如实地加以记录。

表10-16　腕踝针练习记录表

进针点	针刺角度、方向、深度	针感性质和程度

【实训时间】

2学时。

项目七　电针法训练

【目的要求】

熟悉电针仪的性能，掌握电针法的配穴及操作方法，了解电针仪的使用注意事项。

【实训器材】

G6805－Ⅱ型电针治疗仪、SDZ－Ⅱ型电子针疗仪、毫针、2%的碘酒、75%的乙醇、消毒棉球或棉签、针盘、镊子等。

【实训步骤】

（一）电针法的配穴原则

电针法的处方配穴与针刺法相同。一般选用其中的主穴，配用相应的辅助穴位，多选同侧肢体的1～3对穴位为宜。

（二）教师示范操作

选同侧上肢两穴，针刺得气后，将输出电位器调至"0"位，将两根导线任意接在两个针柄上，然后打开电源开关，选好波型，慢慢调高至所需输出电流量。通电时间一般在5～20分钟。如感觉弱时，可适当加大输出电流量，或暂时断电1～2分钟后再行通电。当达到预定时间后，先将输出电位器退至"0"位，然后关闭电源开关，取下导线，最后按一般起针方法将针取出。

（三）学生练习

学生分组练习，教师巡回辅导。

【实训小结】

按下表（表 10–17）将实训内容如实地加以记录。

表 10–17　电针法练习记录表

使用仪器	针刺穴位	刺激强度	刺激时间	针感性质和程度

【实训时间】

2 学时。

项目八　穴位特种刺激法训练

一、穴位注射法、穴位贴敷法训练

【目的要求】

掌握穴位注射、穴位贴敷的操作方法，了解操作的注意事项。

【实训器材】

一次性注射器、2% 的碘酒、75% 的乙醇、消毒棉球或棉签、生理盐水、10% 的葡萄糖注射液、维生素 B_{12} 注射液、灭菌注射用水；花椒末、肉桂末、白芥子末、丁香末、蜂蜜、白醋、姜汁、胶布、镊子、剪刀、穴位贴等。

【实训步骤】

（一）教师示范操作

1.穴位注射　选择适宜的消毒注射器和针头，抽取适量的药液，在穴位局部消毒后，右手持注射器对准穴位或阳性反应点，快速刺入皮下，然后将针缓慢推进，达一定深度后产生得气感应，回抽如无回血，便可将药液注入。凡急性病、体强者可用较强刺激，推液可快；慢性病、体弱者，宜用较轻刺激，推液可慢；一般疾病，则用中等刺激，推液也宜中等速度。如所用药液较多时，可由深至浅，边推药液边退针，或将注射针向几个方向注射药液。

2.穴位贴敷　以花椒、肉桂粉贴敷涌泉穴为例。先将花椒、肉桂研成细末，用白醋或姜汁调和成泥状。涌泉穴常规消毒，然后取蚕豆大小敷于其处，随即用胶布覆盖或用穴位贴。贴敷时间长短应根据贴敷部位及药物刺激量大小而定。

（二）学生练习

学生分组练习，教师巡回辅导。

【实训小结】

按下表（表10-18）将实训内容如实地加以记录。

表10-18　穴位注射/贴敷练习记录表

注射/选用用药	针刺/选用穴位	注射/贴药剂量	注射/贴药后反应

【实训时间】

2学时。

二、埋线法、穴位磁疗、激光照射法训练

【目的要求】

掌握穴位埋线、穴位磁疗及激光照射的操作方法，熟悉穴位埋线的针具。

【实训器材】

实验用大白兔、埋线针、0～1号铬制羊肠线、0.5%～1%盐酸普鲁卡因、手术剪刀、磁片、磁珠、胶布、氦-氖激光仪、75%的乙醇、2%的碘酒、甲紫药水、镊子、口罩、手套、托盘、包布、消毒棉球或棉签、纱布等。

【实训步骤】

（一）教师示范操作

1.埋线法（在大白兔身上示范埋线针埋线法）

操作方法：局部皮肤常规消毒后，用0.5%～1%的盐酸普鲁卡因做浸润麻醉，剪取长约1cm的羊肠线，套在埋线针尖缺口上，两端用血管钳夹住。左手持钳，右手持针，针尖缺口向下以15°～45°方向刺入，当针头缺口进入皮内后，左手随即将血管钳松开，右手持续进针直至羊肠线头完全埋入皮下，再进针0.5cm，随后将针退出，用棉球压迫针孔片刻，再用纱布敷盖伤口。

2.磁疗法（以直接贴敷法做示范）

操作方法：选好穴位或耳穴，再根据病种和病变部位大小，选用一块或两块磁片，一般一个穴位选一块（耳穴用磁珠）；若病变部位大，则用两块。同名极排列并贴，使磁力线透入较深部位，若异名极排列则透入较浅。若在腕指等小关节，以及内关、外关、阴陵泉、阳陵泉，耳郭两侧等穴位，即可将两块磁片（磁条）异名极相对，将治疗部位置于中

间进行贴敷，这叫"双块对置贴敷法"。

3.穴位激光照射法

（1）使用前检查仪器有无漏电、混线等问题，地线是否接好。

（2）接通电源，此时指示灯发亮，氦－氖激光仪发出橘红色光束。

（3）选择合适的治疗体位，选好要照射部位，用甲紫药水标记。

（4）转动电流调节旋钮至激光管最佳工作量，使激光管发光稳定。将激光束的光斑对准选好的穴位直接垂直照射。照射距离为 8 ～ 100mm。每次每穴 5 ～ 10 分钟，一般不超过 20 分钟。

（二）学生练习

学生分组练习，教师巡回辅导。

【实训小结】

按下表（表 10-19）将实训内容如实地加以记录。

表 10-19　埋线法、穴位磁疗、激光照射法练习记录表

选用器材	选用穴位	埋线、激光照射、磁场强度	操作后反应

【实训时间】

2 学时。

项目九　考核

一、毫针刺法考核与评分细则

学生抽签确定考题，在规定时间内完成印堂、曲池、合谷、天枢、足三里 5 个穴位的毫针刺法，操作时间不超过 6 分钟，时间超过停止操作，未完成部分计为 0 分，由教师按《毫针刺法评分标准及评分表》（表 10-20）评分。

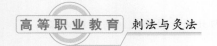
表 10-20 毫针刺法评分标准及评分表

学生姓名：　　　　　　　学号：　　　　　　　考题号：

要求	项目	评 分 细 则	分值	扣分	得分
根据穴位所在部位安排适当体位，按照定穴、消毒、选针、持针、进针、治神、出针的步骤进行操作	体位	根据选定腧穴安排适宜体位（体位选择不当者扣2分）	4		
	定穴	口述印堂、曲池、合谷、天枢、足三里的定位，点画准确、动作熟练（每穴定位不准确扣2分、不熟练扣1分）	10		
	消毒	采用棉球消毒法，手法正确、消毒严谨、步骤规范、操作熟练（手指不消毒扣5分，每穴不消毒或消毒不规范扣2分）	15		
	选针	根据所刺腧穴选择规格（长短）适宜的毫针（每穴选择不当者1分）	5		
	持针	持针姿势正确，保持针身正直（持针方式不当，持针无力，针身倾斜者每穴扣1分）	5		
	进针	方法正确，操作熟练，无痛或微痛（每穴进针时，针身弯曲扣4分，刺入不顺利扣6分，进针失败扣7分）	35		
	行针	方法正确，操作熟练，应用自如（曲池穴不提插扣7.5分、不捻转扣7.5分，每项操作不熟练扣5分）	15		
	治神	与患者沟通配合良好，针刺过程注意力集中，并注意体会针下感觉和观察患者的反应	4		
	出针	方法正确、操作熟练（每穴出针不当者扣1分）	5		
	整理	垃圾处理规范（医疗垃圾处理不当者扣2分）	2		
	总　计		100		

教师签名：　　　　　　　　　　　　日期：　　　年　　月　　日

二、灸法考核与评分细则

　　学生抽签确定考题，在规定时间内完成艾炷灸法，操作时间不超过 5 分钟，时间超过停止操作，未完成部分计为 0 分，由教师按《艾炷隔姜灸法评分标准及评分表》（以艾炷隔姜灸为例，见表 10-21）评分。其他灸法可参照表 10-21 自行设计。

表 10-21　艾炷隔姜灸法评分标准及评分表

学生姓名：　　　　　　　　　学号：　　　　　　　　　考题号：

要求	项目	评　分　细　则	分值	扣分	得分
选择中脘穴进行隔姜灸	准备姜片	取鲜生姜切成直径 2～3cm、厚 0.5～0.6cm 的姜片（6分）；中间以三棱针扎数孔（2分）	8		
	制作艾炷	制作 5 个艾炷（先做 1 个，其余 4 个在施灸过程中制作），艾炷直径 0.8±0.1cm，高 1.0±0.1cm（每个艾炷 6 分，总计 30 分，一炷不合格者扣 4 分）	30		
	体位	安置合理的体位——仰卧位（2分）；暴露施灸部位（2分）；注意保暖（2分）	6		
	定穴	取中脘穴（口述定位，2分；取穴正确，5分）	7		
	施灸	涂凡士林（3分），放置姜片，姜片边界距离艾炷底缘不小于 4mm（3分），艾炷置于鲜姜片上（3分）；点燃施灸（过程处理得当，8分），一炷烧至 2/3 以上时，换炷再灸（第二炷，点燃即可，8分）	25		
	灸后处理	所灸部位处理得当（4分）；垃圾处理规范（5分）	9		
	整体	与患者沟通配合良好（5分），程序正确（2分）；动作规范（3分）；操作熟练（3分）；无烫伤和衣物烧损（2分。操作中如发生皮肤烫伤，从总分中扣 20 分；衣物如有烧损，从总分中扣 10 分）	15		
总　　计			100		

教师签名：　　　　　　　　　　　　　　　日期：　　　年　　月　　日

三、拔罐法考核与评分细则

学生抽签确定考题，在规定时间内完成闪火拔罐法，操作时间不超过 5 分钟，时间超过停止操作，未完成部分计为 0 分，由教师按《闪火拔罐法评分标准及评分表》（表 10-22）评分。其他拔罐法可参照表 10-22 自行设计。

表 10-22　闪火拔罐法评分标准及评分表

学生姓名：　　　　　　　　　学号：　　　　　　　　　考题号：

要求	项目	评 分 细 则	分值	扣分	得分
	准备	1. 着装整洁，剪指甲，洗手，戴口罩（2 分）。 2. 用物：治疗盘、火罐、直止血钳、95% 的乙醇棉球、打火机、灭火缸内放清水、皮肤消毒液、无菌持物钳、火罐消毒容器、纱布（4 分）。 3. 环境准备：光线柔和，温度适宜，床舒适整洁，无噪音（4 分）	10		
	评估	1. 检查拔罐处的皮肤情况（3 分）。 2. 询问患者对疼痛的耐受程度、心理状况（2 分）	5		
选择肺俞穴进行闪火拔罐	体位	安置合理的体位（2 分）；暴露施术部位（2 分）；注意保暖（1 分）	5		
	定穴	取肺俞穴（口述不准确扣 10 分；点画不正确扣 6 分）	10		
	拔罐	1. 取罐，检查罐口有无损坏（5 分）。 2. 止血钳夹住乙醇棉球（不验证乙醇多少扣 5 分），点燃后深入罐内中段绕 1 ~ 2 圈退出（不到位只烧罐口扣 5 分），迅速将罐扣在肺俞穴上，随后起罐（动作迟缓，起罐时无响声扣 10 分）。 3. 闪罐 3 次后留罐（少 1 次扣 5 分）。 4. 随时观察火罐的吸附情况，以局部皮肤红紫为度（计时结束），留罐 2 ~ 3 分钟（不观察扣 5 分）	40		
	起罐	起罐方法正确（5 分）；拔罐部位处理得当（3 分）；垃圾处理规范（2 分）	10		
	整体	与患者沟通配合良好，程序正确；动作规范；操作熟练；无烫伤和衣物烧损（操作中如发生皮肤烫伤，从总分中扣 20 分；衣物如有烧损，从总分中扣 10 分）	20		
		总　计	100		

教师签名：　　　　　　　　　　　　　　日期：　　年　　月　　日

附篇

模块十一

刺法与灸法研究进展

【学习目标】

1. 了解刺法研究进展。

2. 了解灸法研究进展。

3. 了解现代针灸器材的研制应用。

项目一　刺法研究进展

针刺手法是指从进针到出针的一系列操作过程，它能促进人体内在因素的转化，起到疏通经络、扶正祛邪、调和阴阳等作用，能对机体的组织器官及各个系统产生不同程度的双向调节作用，通过调节人体的内环境，达到防病治病的目的。现就针刺手法的实验研究、临床研究和量效研究简述如下。

一、实验研究

（一）体温

针刺能补虚泻实。《素问·针解》中指出："刺虚则实之者，针下热也……满而泄之者，针下寒也。"说明针刺对皮肤温度的影响与针刺补泻手法有密切关系。以热补（烧山火）手法针刺多使皮肤温度上升，以凉泻（透天凉）手法针刺多使皮肤温度降低，针刺局部有热或凉的感觉。有人观察针刺一侧"曲池"穴全身皮肤温度的变化情况，实验发现，针刺部位皮肤温度出现上升，并可从受试者的反应中得知刺激部位有热感及脉搏搏动感，这种反应不仅见于针刺侧，对侧也有同样的表现；拔针后手指末端的温度上升，距离针刺部位较远的下肢也观察到了皮肤温度上升。

（二）血管

针刺能疏通经络、运行气血，与针刺对血管功能的调节作用有关。目前针刺对心脑血管调节作用的研究颇多。有人观察实验性高血压条件下的 41 只成年家兔，针刺双侧内关、足三里穴，结果发现实验性高血压条件下的家兔阻抗血流图（BEG）波幅升高，血压降低。若切断双侧颈交感神经后，则对 BEG 的影响消失。得出结论：针刺对脑血管的影响，主要是通过颈交感神经传出冲动而实现的。有研究者选择 11 例中风患者及 12 名正常人，针刺中渚穴，分别采用提插补泻法、捻转补泻法、提插加捻转补泻法、平针法（针刺入皮内，一般速度插到地部，行针 10 分钟后出针）4 种，观察甲皱微循环毛细血管袢口径的变化，结果是提插补法偏重于输入支扩张，提插泻法偏重于输出支收缩；捻转补法使输出支扩张，捻转泻法使输入支收缩；提插加捻转泻法使输入支及输出支均收缩，提插补法与捻转补法使袢顶增宽，提插加捻转使袢顶缩窄。对血流速度影响表明：各种补法均使血流速度增快，各种泻法针中、针后 10 分钟后血流速变慢，捻转泻法针后 20 分钟血流速度变快，平针变化不明显。补法、泻法、平补平泻法间比较均有显著性差异。

（三）生化指标

针刺能调和阴阳，环核苷酸被认为是细胞内体现阴阳相对平衡的关键物质。尤其是环 – 磷酸腺苷（cAMP）和环 – 磷酸鸟苷（cGMP）的变化最能体现机体阴阳平衡。有人针刺伴有高脂血症的中风患者的风池、曲池、内关、三阴交、足三里、太冲等穴，观察其血脂变化，并与 15 例采用烟酸肌醇、维生素 C、丹参等药物治疗的同类患者进行对照研究，实验结果表明，针刺能使中风高脂血症患者低水平的高密度脂蛋白（HDL-C）α 脂蛋白升高，高水平的甘油三酯（TG）及低密度脂蛋白（LDL-C）、前 β 脂蛋白下降，而对照组仅使高水平的 TG 明显增高，组间比较 TG 和前 β 脂蛋白具有显著意义，说明针刺能调节血脂。有人使用捻转手法及平补平泻法针刺健康兔的"足三里"穴，发现两种手法均能使血糖明显增高，有非常显著性差异，但补法与平补平泻法之间无统计学意义。针刺能使健康兔血糖升高，提示针刺能促进肝糖原分解作用。同样手法观察了用利舍平化类脾虚模型兔，针刺后均使低血糖者升高，针刺前后对照，差异非常显著，说明针刺能调整血糖。

（四）免疫功能

针刺能扶正祛邪。古人云"正气存内，邪不可干""邪之所凑，其气必虚"，说明疾病的发生、发展与转归，其实就是正气与邪气相争的过程。而针刺能够鼓舞正气，抗御病邪，使低下的功能恢复到正常水平，达到不药而愈的效果，这与针刺能够提高机体的免疫功能有关。有人观察针刺对 14 名健康人体 T 细胞数量的影响，分别采用捻转和提插两种手法针刺左侧足三里穴，得气后持续施术 5 分钟、频率为 90 次 / 分钟，捻转角度为 270°～ 360°，提插幅度为 0.5 ～ 0.8cm。结果发现捻转组针前 30 分钟 T 细胞检出率均数为 77.6%，针后 60 分钟复测，T 细胞 12 例升高，均数值为 83.5%，与术前比较呈非常显著差异；提插组于针前 30 分钟 T 细胞检出率均数 76.74%，针后 60 分钟复测，14 例均升高，均数为 83.4%，与术前相比，呈非常显著性差异。但捻转法与提插法两组对比，则无显著性差异。

二、临床应用研究

（一）内科病证

1. 休克　有人对针刺"人中穴"在休克患者急诊抢救中的疗效进行了研究，发现采用重刺激雀啄捣刺手法针刺人中穴，20 ～ 40 次 / 分，以患者鼻酸、流泪为宜。可以使一些轻度患者快速苏醒，对重度患者也可以起到一定的促醒作用。还有人用大幅度捻转提插手法针刺人中、涌泉、内关、足三里等穴治疗各种类型休克，每天针刺 1 ～ 2 次，观察针刺的抗休克作用，结果总有效率为 93.3%。

2. 感冒高热　有人对针刺大椎对感冒高热退热效果进行了临床观察，将 261 例患者随机分为两组，治疗组采用电针大椎，对照组采用肌肉注射阿尼利定注射液，观察 24 小时的即时退热效果。结果治疗组治疗后各时点体温均低于对照组，风热证感冒治疗组的解热率为 75.3%，对照组为 50.0%，表明大椎穴退热疗效确切，风热感冒所致高热可首选大椎，治疗应越早越好。

3. 中风　有人用醒脑开窍法治疗中风患者 3207 例。治疗方法采用先刺双侧内关穴，直刺 1 ～ 1.5 寸，用提插捻转泻法施术 1 分钟；再刺水沟穴，用雀啄泻法，以流泪或眼球湿润为度；再针刺患侧三阴交、极泉、尺泽、委中等穴，用提插泻法，以肢体抽动 3 次为度。每天针刺 2 次，10 天为 1 个疗程。结果首次发病患者总有效率达 99.0%，多次发病患者总有效率达 96.6%。

4. 偏头痛　有人针刺以风池（双侧）、合谷、太阳、率谷透丝竹空为主穴治疗偏头痛 90 例，结果痊愈 82 例，显效 6 例，有效 2 例，无效为 0，总有效 100%。

5. 胃下垂　有人针刺治疗胃下垂 622 例，采用先针气海穴，再依次针中脘、关元、左梁门、左天枢、左大横、左水道，深刺不留针，捻转手法缓缓进针，要求达到针感酸后再捻转出针，最后针刺足三里，施以补法 1 ～ 3 分钟，留针 20 分钟，总有效率为 98.7%。

6. 习惯性便秘　有人观察针刺背俞穴治疗习惯性便秘 46 例的临床疗效，与给予中成药麻仁丸的对照组进行疗效对比，结果针刺组总有效率为 95.7%，对照组总有效率为

76.1%。

（二）外科病证

1. 痔疮　有人针刺治疗痔疮 100 例，采用快速捻转强刺激手法针刺承山穴，频率为 350 次 / 分，使针感向腘窝、小腿、足底部放射，留针 30 分钟，结果总有效率为 97%。

2. 急性胆囊炎　有人观察针刺阳陵泉、胆囊穴对 30 例急性胆囊炎胆绞痛的临床镇痛疗效，并与药物组（肌注山莨菪碱和盐酸布桂嗪）进行比较，通过检测血浆 C 反应蛋白、β- 内啡肽及胆囊收缩素、视觉模拟疼痛评分（VAS 疼痛评分）等各种指标变化，结果显示针刺组的镇痛效果具有发挥快、维持时间久的优势。

3. 丹毒　有人用刺络法治疗丹毒 21 例，用三棱针或粗毫针在患部周围皮下小血管部针刺，放出少量血液，除 2 例自动停诊外，其余 19 例全部治愈，未发现复发。

（三）妇、儿科病证

1. 原发性痛经　有人观察针刺组穴（子宫、关元、中极、曲骨、阴陵泉）治疗原发性痛经的临床疗效，与对照组（口服月月舒痛经宝颗粒治疗）进行疗效对比，结果治疗组有效率为 95.0%；对照组有效率为 65.0%。

2. 带下病　有人针刺带脉、三阴交等穴治疗因未婚不宜阴道上药的带下病患者 30 例，1 次 / 天，7 天为 1 个疗程，治疗 3 个疗程后，结果治愈 20 例，好转 8 例，无效 2 例，有效率为 93.3%。

3. 产后缺乳症　有人用针刺治疗产后缺乳症 286 例，其中肝郁气滞型 249 例，气血两虚型 37 例。选取双侧足三里、乳根、膻中针刺，少泽点刺放血，针后由膻中向乳头方向按摩 5 ～ 10 分钟，以增加针效。结果肝郁气滞型有效率为 82.7%，气血两虚型有效率为 92.0%。

4. 小儿腹泻　有人用针刺治疗小儿腹泻 72 例，先针天枢（双）、足三里（双）、气海，行轻度提插捻转半分钟后不留针，再针长强穴，只行轻度捻转手法，发热加大椎，呕吐加内关，结果治愈者 65 例，好转 6 例，无效 1 例，总有效率 98.6%。

5. 小儿麻痹证　有人针刺治疗小儿麻痹证 200 例，根据"治痿独取阳明"的理论，选取阳明经穴和背俞穴进行针刺治疗，每周治疗 3 次，结果基本痊愈 121 例，显效 44 例，好转 28 例，无效 7 例，总有效率为 96.5%。

（四）眼、五官科病证

1. 急性结膜炎　有人治疗急性结合膜炎 523 例，用针刺患侧耳垂眼穴和耳尖穴，先按揉挤捏患侧局部，进针以穿破皮肤为度，出针后，挤出 1 ～ 3 滴血，每日 1 次，结果痊愈 444 例，好转 67 例，无效 12 例，总有效率为 97.7%。

2. 红眼病　有人用耳尖放血治疗红眼病 112 例，采用小号三棱针迅速刺入耳尖穴 1 分深，挤出 3 ～ 5 滴血，结果痊愈 75 例，好转 36 例，无效 1 例。

　　3. 慢性鼻炎　有人用印堂透鼻根法治疗鼻炎 133 例，针刺印堂穴，捻转得气后针尖沿皮下向鼻根部透刺 4 ～ 6 分，再继续捻转 10 ～ 20 秒，使鼻根部呈持续性重胀感觉，留针 30 ～ 40 分钟，每隔 10 分钟捻转一次，以加强刺激。结果痊愈 117 例，其中治疗次数最少 4 次，最多 15 次，显效 16 例，其中治疗次数最少 2 次，最多 10 次。

　　4. 突发性耳聋　有人针刺治疗突发性耳聋 37 例，取穴肾俞、翳风、外关、听会，用捻转提插手法，使针感达到耳区，再接电针，通电 20 ～ 40 分钟，每天 1 次，12 次为一疗程，疗程之间休息两天。结果治愈 18 例，显效 8 例，进步 8 例，无效 3 例。

三、量效研究

　　针刺属于一种机械刺激，能引起经络的感传或神经的兴奋，达到一定的刺激量才能产生疏通经络、调和气血等疗效。有研究者从理论、实验及临床等方面进行了总结，认为针刺刺激量的影响因素包括患者的工作性质、胖瘦、年龄、性别、季节及气候、水土习惯、症状、针刺部位、医生的临床经验与熟练程度、神气等方面。也有人认为，刺激量的大小决定于机体的反应性、刺激的强度、刺激的方法、持续的时间和刺激强度的变化率。《灵枢·九针十二原》指出："刺之而气不至，无问其数。刺之而气至，乃去之，勿复针。"说明当针刺达到有效刺激，也就是产生得气的刺激，运用针刺的有效刺激，使机体产生不同程度的效量，就是有效刺激量，这是评判临床疗效的一个重要标准。

　　1. 针刺器具　《内经》所载的九针有长短粗细之分，针具的差异决定了各有其适应范围，故《灵枢·九针十二原》曰："针各有所宜，各不同形，各任其所为。"为了探讨现代不锈钢毫针与古代金针、银针的差别，有人仿制古金针、银针，并与不锈钢针进行了对照，观察"气至病所"的出现率。结果发现方柄带孔的仿金仿银针的"气至病所"的出现率为 90.55%，圆柄无孔的仿金仿银针平均出现率为 73.06%，不锈钢针为 53.65%，有显著性差异。

　　《灵枢·官针》则进一步强调"疾浅针深，内伤良肉，皮肤为痈。病深针浅，病气不泻，反为大脓。病小针大，气泻太甚，疾必为害。病大针小，气不泄泻，亦复为败。失针之宜，大者大泻，小者不移"。因此，结合疾病的类型、轻重和发病部位选择适当的针具才能达到有效刺激量并取得理想的针刺效果，太过则徒伤正气，不足则不能消除病邪。就针具与刺激量的关系而言，针具形状不同刺激量也不同。

　　2. 针刺时间　针刺的时间因素包括针刺的开始介入时间、施术时间、留针时间、治疗频次、每个疗程的时间及总治疗时间等。针刺治疗的时间因素与临床疗效关系密切。

　　（1）针刺介入时间，即针刺治疗的开始时间，其对于中风、面瘫等多种病证的发展和预后均有显著影响。有人研究不同时间电针对实验性脑缺血疗效的影响，肯定了针刺的早期介入治疗可提高对脑梗死（MCAO）大鼠的脑保护作用。还有人用头针分别于缺血再灌注后 2 小时、6 小时、12 小时、24 小时、48 小时对患者进行治疗，结果表明超早期的头针治疗对于脑的保护作用更为显著。

（2）施术时间，即针刺的行针时间，直接影响针灸的疗效，目前对于该方面的研究文献较少，未形成统一的标准。在很大程度上，行针时间的长短跟个人临床经验有关。有人在穴位及针刺持续时间对针刺效应影响的实验研究中，在相同的刺激频率（60 次／秒）下，分别用短、中、长（5、60、180 秒）不同针刺时间干预水沟穴和非穴，以观察穴位和非穴的针刺效应。结果表明针刺穴位组 MCAO 模型神经功能评分有提高趋势，提示 72 小时后，MCAO 大鼠在神经功能方面可能有一定程度的改善。针刺非穴后，只有达到一定程度的针刺持续时间（中、长时间），MCAO 大鼠行为学才能有所改善，提示该种变化可能是通过针刺时间发挥主要作用。

（3）留针时间，历代医家重视留针，《灵枢》中有 30 多处论述了留针。留针时间的长短可直接影响有效刺激量，并在一定范围内呈正相关，但是留针时间并非越长越好，过长的刺激时间也可产生不良效应，能够维持有效刺激量的时间才是最佳留针时间。有研究者根据《内经》中有关经气流注的记载，计算出经气循环 1 周约需 28 分 48 秒，故针灸多主张以 30 分钟作为留针时间的约量。有人观察不同留针时间针刺治疗带状疱疹后遗神经痛（PHN）的疗效，结果表明针刺治疗 PHN 时留针 30 分钟可获得满意疗效。近年来研究者还发现留针时间与患者的病情、病种、病程以及针刺部位相关，也与针刺得气与否、患者的体质等有关。

（4）治疗频次，即针刺间隔时间，临床与实验研究报道的病证较少，一般都建立在针对某一特定病证的研究上。有人采用不同针刺频次治疗恢复期脑梗死患者，结果发现每日针刺 2 次组的疗效优于每日针刺 1 次组，但是在改善吞咽困难、神智欠清等症状方面，两者疗效相当，并没有显著性差异。

3. 针刺频率　针刺频率指每分钟提插捻转手法的次数，分为快频率和慢频率，快频率的针刺刺激可加大刺激量，对某些指标的改善程度明显优于慢频率刺激。有研究者采用快频率（180 次／分）及慢频率（60 次／分）"醒脑开窍"刺法对 MCAO 模型大鼠水沟穴进行刺激，结果显示快频率针刺法可明显减少炎性细胞数，而慢频率针刺则不明显，表明不同针刺频率对改善脑缺血的作用有所不同。有人在动物实验研究中发现，在针刺减轻应激反应方面，频率为 200 次／分的针刺效果优于 6 次／分的针刺。

4. 针刺浅深　针刺深浅是描述针刺操作的一个重要参数，决定针刺能否起到调整阴阳、防治疾病的效果。《内经》中有多篇论述针刺深浅与四时季节、形质体态、病位、经脉气血有关。有人观察深刺天枢治疗 94 例功能性便秘的临床疗效及针刺深浅与功能性便秘针刺效应的关系，结果表明深刺天枢治疗功能性便秘疗效确切，可媲美乳果糖口服液；而且改善便秘相关症状疗效优于乳果糖；针刺天枢治疗便秘的疗效可能与针刺深浅有关，深刺优于浅刺。有人探讨穴位注射足三里的部位深浅与治疗慢性腹泻的临床疗效关系，结果表明深部注射疗效优于浅部注射，穴位注射的深浅是影响临床疗效的一个关键性因素。

5. 得气和守神　《素问·针解》曰："刺虚则实之者，针下热也，气实乃热也。满而泄之者，针下寒也，气虚乃寒也。"针刺得气时，患者在针刺部位有或热或凉的感觉。《灵枢·终始》所言"邪气来也紧而疾，谷气来也徐而和"。得气时，医生手下会产生沉紧针感。无论是医者还是患者获得这种感觉都提示已经"得气"，针刺已达到有效刺激量，气速则效速，气迟则效迟，"气至病所"是提高针灸临床疗效的关键。此时可以进一步根据病情来确定是否出针。

历代针灸医家还很重视守神。通过观察患者神气的变化，能洞悉五脏的虚实进而施用补泻手法。有学者观察肾虚患者的血管容积脉搏波指标变化情况，对比观察针刺复溜穴（提插补法）时守神组、守形组及空白对照组 3 者的差异，实验结果显示守形组与对照组针效无显著性差异（$P>0.05$），守神组与对照组、守神组与守形组差异均有显著性意义（$P<0.05$），说明守神组手法明显优于守形组。故有人认为，针刺过程中必须注重察神、守神、治神 3 个方面的运用。

复习思考

刺法的刺激量与哪些因素有关?

项目二　灸法研究进展

灸法具有疏风解表、温散寒邪，温通经络、活血逐痹，回阳固脱、升阳举陷和消瘀散结、拔毒泄热等作用。此外还有防病保健，延年益寿之功。实验及临床研究表明，灸法能提高白细胞数，促进单核巨噬细胞的吞噬作用，促进抗体形成以增强人体的防御功能，起剌维持人体生理平衡，抗御疾病的双向调整作用。

一、实验研究

艾灸疗法在治疗各种疾病及保健和延缓衰老方面均有较好的疗效。近年来，对艾灸作用机制的实验研究越来越多，为灸法的临床应用提供了作用依据。

1. 免疫系统　灸法对免疫系统有双向调节作用。有人观察艾灸对实验性类风湿关节炎（RA）大鼠的影响，结果艾灸能显著降低大鼠足肿胀度，明显降低血浆促肾上腺皮质激素（ACTH）含量，升高血清 CS 含量，提示下丘脑－垂体－肾上腺皮质轴（HPAA）在艾灸治疗实验性 RA 中具有重要作用。有人观察艾灸肾俞穴对急性、亚急性和慢性炎症大鼠的影响，发现艾灸能提高对氧自由基的清除力，抑制炎症时氧自由基的过量产生与释放，减轻对细胞的损伤，起到消炎、抗氧化和细胞保护作用。提示艾灸对氧自由基代谢的调整作用可能是灸疗抗炎免疫机制的一个重要方面。

2. **呼吸系统**　有研究表明灸疗对呼吸系统多种疾病有一定的疗效。有人观察哮喘豚鼠及其在艾灸治疗中内皮素（ET）的含量，结果发现哮喘豚鼠血浆中 ET 含量明显升高，经艾灸后 ET 含量明显降低，结果显示 ET 可能通过激活磷脂酶影响其代谢产物，导致支气管平滑肌收缩，并参与哮喘的发病及病程，艾灸是通过降低 ET 含量而导致支气管平滑肌舒张而起效的。有人艾灸 41 例健康男性肺俞穴前后 10 分钟行肺功能测试，结果显示用力肺活量、1 秒用力呼气量显著增加，最大呼气中段流量、25% 肺活量最大呼气流速下降显著；而最大呼气流速、50% 肺活量最大呼气流速、75% 肺活量最大呼气流速稍有降低，但无统计学意义。提示艾灸肺俞穴能使肺容量增加，但一定量的艾燃烧后的烟雾可使肺的小气道收缩出现阻塞性改变。

3. **血液循环系统**　艾灸可促进血液循环，降低血液黏度，对心脑血管疾病具有一定的防治作用。有实验研究发现，艾灸内关穴对动脉粥样硬化（AS）家兔血清中血清总胆固醇（TCH）、TG、HDL-C、载脂蛋白（ApoA）、载脂蛋白（ApoB）均有不同程度的提高，提示艾灸对 AS 家兔血清脂质及脂蛋白代谢出现的紊乱具有良好调整效应，可预防或延缓 AS 的发生。有人艾灸百会穴治疗高血压患者 20 例，发现艾灸可使血压明显下降，血清一氧化氮（NO）水平明显上升，治疗后循环血管内皮细胞（CEC）值也有所下降。其降压机制可能是通过调节血管内皮细胞的内分泌功能及促进其信使物质 NO 的分泌而实现的。有研究者择时艾灸治疗中风先兆 36 例，发现除血球压积指标差别不显著外，在高切速及低切速全血比黏度、血浆比黏度、红细胞电泳、血沉方面与非择时艾灸的对照组比较差异显著，择时艾灸对血液流变学的改善方面明显优于不择时组。

4. **消化系统**　有研究表明，艾灸对胃肠系统的消化和吸收功能都有一定的调节作用。有人观察艾灸足三里穴对清醒空腹猫胃运动的影响主要表现为增强效应，使胃运动波幅升高。有人通过实验发现，艾灸神阙穴可使大鼠胃黏膜血流量显著增高，并有一定的穴位特异性。还有研究发现艾灸对胃黏膜具有保护作用；胃溃疡时机体出现微量元素的代谢紊乱，而艾灸可改善机体的微量元素代谢，这可能是艾灸对胃黏膜保护作用的机制之一。

5. **内分泌系统**　有人根据子午流注规律，艾灸大椎、神阙穴治疗糖尿病周围神经病变（NIDDM），结果表明，艾灸大椎、神阙不仅可显著降低空腹血糖，还可明显增强胰岛 β 细胞对糖负荷的反应能力，增加胰岛素的分泌量。还有人用艾灸治疗 2 型糖尿病血管疾病患者 35 例，发现治疗后血糖明显下降，ApoA 增高，ApoB100 降低，其比值增高，而血栓烷素 B2（TXB2）降低，TxpB2/6kp 也显著降低。表明艾灸有降低血糖、调整脂质代谢、改善动脉硬化和扩张血管的作用。

6. 抗肿瘤作用　有研究表明，艾灸在一定程度上能抑制肿瘤生长，改善癌症患者的临床症状和生活质量，延长生存期，减轻放化疗的不良反应。有人观察人结肠高分化腺癌SW-480 细胞株的裸小鼠移植瘤模型，发现艾灸能干扰肿瘤细胞的核酸代谢，使肿瘤细胞增殖能力下降，可能是艾灸抑瘤的机制之一。有人通过艾灸中脘对小鼠 S180 抑制作用的实验发现，艾灸可通过改变体内细胞的环核苷酸含量，抑制肿瘤的生长。有人将 45 例恶性肿瘤患者随机分为艾灸组 30 例、对照组 15 例，发现艾灸可缓解骨髓抑制，提高细胞免疫功能，抑制外周血淋巴细胞凋亡，疗效显著优于对照组，艾灸可有效对抗肿瘤化疗的不良反应，提高患者的免疫力。

7. 防病保健　艾灸养生防病法大体分两种：一是强身延寿灸，即以强身健体，益寿延年为目的的灸法，常用穴位有足三里、神阙、气海、关元、涌泉、膏肓等；二是防病灸，即增强机体正气，主要针对某类、某种疾病起防治作用的灸法，如三伏天施灸，治某些在秋冬季发作的疾病。艾灸通过提高机体免疫功能，改善血液循环，调整微量元素代谢，清除自由基等能达到防治疾病、延缓衰老的作用。有人观察艾灸衰老小鼠的关元、足三里与模型组相比，血清白介素 –2 水平、淋巴细胞转化率、脾脏指数明显升高，血清白介素 – 6水平明显降低，差异显著。表明艾灸可增强衰老机体的免疫器官功能，提高淋巴细胞转化率，从多个途径增强或改善机体免疫功能。有人临床观察发现，老年人艾灸后血清载脂蛋白有明显变化，其中 ApoA 含量较艾灸前升高有显著意义，这对调整老年人的脂质代谢，防治老年性血脂升高、动脉硬化、冠心病等心脑血管疾病，延缓衰老，具有重要意义。

二、临床应用研究

（一）内科病证

1. 原发性高血压　有人观察艾灸治疗 160 例原发性高血压病的临床效果。对照组患者仅接受原有降压药治疗；试验组患者在接受原有降压药治疗的同时进行 1 个月的艾灸治疗。结果：试验组艾灸治疗 1 个月后收缩压和舒张压明显低于对照组，说明艾灸能有效治疗原发性高血压病。

2. 中风偏瘫　有人用艾条灸天窗、百会，治疗脑血管病所致偏瘫、失语患者 33 例，基本治愈 13 例，明显好转 13 例，好转 6 例，总有效率 97.0%。随机抽样 30 例，对比灸治前后脑血流图即时疗效，结果表明灸治后脑血流图指标有明显改善，具有统计学意义。说明本法能改善脑血循环，促进偏瘫、失语患者的功能恢复。还有人观察艾灸治疗 80 例中风后痉挛性偏瘫的疗效。对照组采用常规进行治疗，治疗组在常规治疗的基础上加用艾灸疗法，结果：治疗组有效率 92.7%，优于对照组的 51.3%。说明艾灸可有效缓解中风偏瘫的痉挛状态。

3. **冠心病**　有人观察艾灸对冠心病心绞痛患者血脂的影响，血脂检测指标包括总胆固醇、甘油三酯、高密度脂蛋白胆固醇、低密度脂蛋白胆固醇。结果显示艾灸试验组能够减少甘油三酯和低密度脂蛋白胆固醇，增加血液中高密度脂蛋白胆固醇含量，而对于总胆固醇的影响没有统计学差异。也有研究者报道灸治双侧内关穴，配以膻中、心俞，对 62 例冠心病患者的心电图 ST-T 及 Q-TC、心率指标进行了灸治前后疗效对比观察，收到较为明显的疗效。

4. **支气管哮喘**　有人观察化脓灸治疗支气管哮喘 487 例的临床疗效，总有效率为 74.3%，通过对血清总 IgE 含量变化和外周嗜碱粒细胞计数的比较，认为化脓灸对机体的免疫功能有双向调整作用。

5. **类风湿性关节炎**　有人采用铺灸治疗 82 例类风湿性关节炎患者，观察治疗前后免疫功能的变化。结果表明多数患者灸后血红蛋白升高，血沉下降，类风湿因子转阴，淋巴细胞转化率和 E-玫瑰花结形成率提高，补体 C3 提高，免疫球蛋白含量等变化，说明铺灸治疗类风湿关节炎具有调节机体免疫功能的作用。

（二）外科、皮肤科病证

艾灸对毛囊炎、痈疽、疔疮、白癜风、头癣、体癣、冻疮、褥疮、斑秃、疣等均有较满意的临床治疗效果，而灯火灸对瘰疬、湿疹、肉瘤等也有较好效果。有人观察艾炷灸治疗 120 例神经性皮炎的临床疗效，有效率达 89%。有人采用艾灸治疗 43 例带状疱疹患者，先以艾条局部回旋灸，至皮损部位充血发红，待疼痛瘙痒感消失后再在相应穴位上施非化脓灸，不仅改善局部营养，增强网状内皮细胞吞噬作用，还能加速病理代谢产物的吸收和排泄，同时也起到镇痛作用。

（三）妇科、儿科病证

艾灸在治疗妇科、儿科疾病方面也取得了很好的疗效。采用温和灸、隔姜灸、热敏灸等不同灸法治疗胎位不正、痛经、月经不调、崩漏、带下、乳痈等妇科疾病，以及小儿遗尿、风寒感冒、腹泻等儿科疾病，疗效确切可靠。

1. **胎位不正**　有人观察纯艾条温和灸至阴穴治疗 200 例妊娠期 29～40 周的各类胎位不正孕妇的临床疗效。结果采用纯艾条温和灸治疗组总有效率为 91.0%。采用胸膝卧位治疗的对照组总有效率为 72.0%。且在同样治愈的病例中，治疗组施治天数明显少于对照组，表明纯艾灸温和灸至阴穴治疗胎位不正有较好疗效。并在 41 例实验观察中，艾灸至阴穴可通过促肾上腺皮质激素分泌增加子宫活动，增强胎儿活动度，有助于胎位自动转正。

2. **原发性痛经**　有人观察热敏灸疗法治疗原发性痛经的临床疗效，发现热敏灸治疗组的有效率明显优于辨证针刺组。

3. **小儿遗尿**　有人观察艾灸治疗 60 例小儿遗尿的临床疗效，分别采用艾灸和针刺，结果显示艾灸和针刺疗效相当，但针刺小儿不配合，所以临床上宜推广艾灸治疗小儿遗尿。

4. 小儿腹泻 有人用脐灸治疗小儿腹泻 142 例，总有效率为 91.6%。治愈时间最短 1 天，最长 15 天。说明艾灸肚脐可以充分激发人体正气及调节经络气血运行，使胃肠功能协调，经络疏通，气血通畅，使阴平阳秘，达到扶正祛邪之目的。

（四）预防保健

艾灸防病保健的作用在古代文献中多有记载，是中医"治未病"常用的有效方法。临床研究表明，艾灸在防治心脑血管疾病、保护胃黏膜、延缓衰老、抗疲劳、调整亚健康状态等方面已展现出明显的效果。有人对 61 例 55 ～ 78 岁老人进行为期 3 个月的保健灸（即取足三里隔姜灸，每日 1 次，每次 7 壮）。结果显示血浆 TC、TG 均明显降低，表明保健灸对预防动脉粥样硬化有一定意义；对 IgG、IgA、IgM 免疫球蛋白的含量均有降低，对 3H-TdR-LT 有显著升高，也提示保健灸对老年人的免疫功能有一定调节作用。还有人用灸大椎、风门、肺俞穴预防感冒，收到满意的效果，提示运用灸法提高机体免疫力，增强体质，可以未病先防。

项目三 现代针灸器材的研制应用

针灸器材是实现针灸诊疗技术方法的工具，是中医诊疗设备的主要组成部分。现代针灸治疗仪器是在针灸学发展的基础上吸取了现代电子医学的理论，经过临床实践逐渐产生的。大致可分为针灸治疗仪、针灸诊断仪、针灸教学仪器和针灸实验仪器等几大类。

一、针灸治疗仪研究

针灸治疗仪中以电针仪、激光针灸仪、红外线灸疗仪的研究和应用最为广泛。此外，还有灸疗仪、磁疗仪、超声针灸仪、微波针灸仪、经络导平仪以及各种特种病治疗仪等，其中部分仪器兼有诊断的作用。

1. 电针仪 电针仪是在针刺作用的基础上结合电刺激的一种新疗法，通过穴位电刺激的方法来加强和维持得气感，以提高针灸临床疗效。在临床上使用最广泛，而且品种多样。它的治疗作用是电针刺激参数，主要包括波形、波幅、波宽、频率、输出电压等。目前，临床上最常用的电针仪是脉冲式电针仪，输出波形为连续波、疏密波、断续波以及各种调制波，频率低于 1000Hz 的称为低频电脉冲治疗仪，用于临床治疗各种疾病。

2. 灸疗仪 灸疗仪是将传统中医灸疗理论与现代科学技术相结合而研制的，如红外线灸疗仪是利用远红外线或近红外线照射人体穴位，产生热效应或热外效应，起到温经通络、宣导气血、扶正祛邪的作用，对改善组织微循环、增强机体免疫功能、恢复正常的神经功能都具有很好的效果，而且输出剂量可调、无烟，对治疗风、寒、湿性病证具有明显疗效，易为患者接受。电热灸疗仪是利用电阻丝作为一种基本的电热转换器件，它利用材料内部电子与晶体电阵上原子的不断碰撞产生热量。仿灸仪就是根据艾绒燃烧时所辐射的光谱（光谱范围为1.5u），运用仿真技术研制而成，可避免传统灸疗燃烧慢、效率不高、烟雾大、刺鼻熏眼、易于烧伤、操作不便的缺点，并使光辐射具有脉冲灸的特点。

3. 激光针灸仪 激光针灸仪简称"激光针"，激光是一种以波的形式运动着的光子，具有反射、折射、衍射、干涉、偏振，以及聚焦、散焦等特性。激光因其物理特性而具有针和灸的作用。目前，我国最为常用的 He-Ne 激光，能穿透 10～15mm 深的组织，可代替银针来刺激穴位，由于 He-Ne 激光穴位治疗仪输出功率较小，故仅能用于行浅刺的穴位，产生弱刺激。常用的激光治疗仪还有 CO_2 激光针灸仪，它所用的 CO_2 激光波长为 10.6um，属远红外光，极易被生物组织吸收，产生强而非穿透的表面热，它照射生物组织的效应主要是热效应。通过热刺激作用使生物组织的机体产生生物物理或生物化学的变化来达到治疗的目的。

4. 磁疗仪 磁疗法简称"磁疗"，它是利用磁场作用于患区或经络穴位治疗疾病的一种方法。它可根据患者的不同疾病、症状，把不同磁性、不同体积、不同数量的磁片贴于患者体表不同的穴位或患处，并根据疾病的进展及时予以调整。穴位磁疗法除采用敷贴法外，还有用交变、脉冲、脉动的磁场作用于人体穴位治疗疾病。国内应用磁疗的磁场强度较小，一般在 1000Gs 以下。目前临床上穴位磁疗可分为静磁法和动磁法。

5. 超声波穴位治疗仪 穴位超声治疗仪又称"超声针灸"，是利用超声波发生器（超声波治疗机）产生超声（频率大于20000Hz），通过特制的发射装置（一般直径为13～40mm，功率为0.5～2W）作用于人体经穴0.5～2分钟，对人体施以机械、温热、化学作用，引起机体组织许多生物效应的变化，临床上用来治疗肢体软组织损伤、肢体慢性疼痛康复、肢体运动康复。

6. 微波针灸治疗仪 微波针灸治疗仪是采用一种特殊结构的包括毫针在内的不同轴向天线，向人体经络穴位进行定量、定向辐射微波束能量，使其既具有微波的热效应、非热效应、电磁场效应，又具有中医的针灸作用。其具有疏通经络、舒筋活血、消肿镇痛、散风寒、解痉挛等功能，临床常用的有 DBJ-1、2、3、5 型微波针灸仪，可用于治疗冠心病、心绞痛、三叉神经痛、坐骨神经痛、风湿痛、扭伤、关节炎、脑血栓后遗症、痛经等疾病。

7. 经络导平治疗仪 经络导平治疗仪是利用高电压、小电流、低频率导通经络，即调整生物电，推动气血运行，解除气滞血瘀，使机体内的"生物电子"由不平衡转化为平衡状态，从而使机体康复。经络导平疗法具有三大特殊功能：导平针灸、导平推拿、导平输气。"数码经络导平治疗仪"可根据患者的不同需求进行参数设置，其最突出特点在于将原来模拟电路控制改为微电脑智能控制、数字显示，从而使治疗更加安全可靠，并可根据所治疗病证保健的不同需求，功能选用不同模式进行对应治疗。

8. 穴位离子导入治疗仪　穴位离子导入疗法是利用经络穴位的特异性和直流电的作用，将某种药物（中药）中的离子用直流电导入人体经穴内，而达到治疗疾病的目的。在临床上可治疗风湿性关节炎、类风湿性关节炎、骨质增生、急性扭挫伤、神经衰弱等。

9. 单病种针灸治疗仪　单病种针灸治疗仪是根据不同的疾病特点或治疗需要而研制的专门仪器。如韩氏穴位神经刺激仪（戒毒仪）主要应用于戒毒和镇痛；哮喘治疗仪应用于哮喘；多功能前列腺治疗仪专门用于治疗前列腺疾病；高血压治疗仪用于降血压等。

二、针灸诊断仪

针灸诊断仪主要用来检测人体特殊部位（体穴或耳穴）在不同状态下的电特性变化，为临床诊断和提高临床治疗效果提供客观依据。目前主要有两大类，即耳穴诊断及穴位电阻检测。

1. 耳穴诊断仪　耳穴诊断仪是根据大多数人的耳郭阻抗范围设计而成的。以肿瘤耳穴诊断专家系统为代表，探测值以人体生物电改变为依据，配以耳穴提示及穴名显示系统，集数据自动处理、自动诊断，探诊时将视诊、触诊与刺痛感引入微机，实现耳穴探测、诊断、结果打印等程序电脑化。

2. 穴位电阻检测　穴位电特性诊断仪通过检测体穴的电特性变化来诊断疾病。经络测平仪是一种特殊的经络诊断仪器，是以中医脏腑学说和经络学说为理论基础，以"生物电子运动平衡"理论为指导而研制的，它为经络导平仪提供治疗依据。

由于穴位（无论耳穴还是体穴）电特性检测的结果受许多因素的影响，可重复性相对较差，而且穴位电特性的变化不完全是脏腑发生疾病的特异性变化，虽然可以用于辅助诊断，但其特异性及参考价值还不是相当高，临床应用时应与其他诊断方法相结合，才能提高诊断的准确性。

三、针灸教学仪器

现代的针灸教学仪器多应用计算机、数据库、多媒体、单片机等技术，给传统的针灸教学带来了一种新的教学方法。针灸教学仪器目前主要有两大类：计算机多功能经络（腧穴）显示系统主要应用于针灸经络腧穴的教学，针刺手法参数测定仪可用于针刺手法教学。

1. 计算机多功能经络（腧穴）显示系统　针灸经络腧穴教学模型通过各种方法显示、查询经络、腧穴信息，并提供针灸临床选穴参考、选穴方法、穴位解剖等内容，它配备的光电感应器，可用于经络腧穴考试。针刺手法教学演示仪器可以直观显示针刺手法的特点；针刺手法教学测试仪则通过微电机传感技术采集提插、捻转信号，通过二道生理记录仪可以反映针刺手法（提插、捻转）的速度、力的变化。

2. 针刺手法参数测定仪　针刺手法参数测定仪应用计算机、单片机和传感器技术，可以实时采集针刺手法，以波形图的形式同步显示和数据处理分析，能反映针刺手法操作过程中的一系列物理特性，尤其是反映单、复式针刺手法的特征，同时该系统可以提供实时的手法波形对照，以提高学生模拟教师（专家）手法的操作水平，并对学习结果进行较为客观的评价，该系统还配备有专家针刺手法数据库等。

四、针灸实验研究仪器

针灸实验仪器主要可分为以下四大类：经络（腧穴）电特性检测、针刺手法客观化研究、针灸传感针、红外线成像技术。经络（腧穴）电特性研究以经络（腧穴）的物理特性为研究对象，针刺手法客观化研究目前主要集中在对传统针刺手法进行特征分析，量化相关物理参数，客观化描述针刺手法的操作过程。针灸传感针的研究范围较广，主要是以传感针的方式研究腧穴生理、生化特性。红外线成像技术最近几年来在针灸科研中被广泛应用，不仅局限于研究腧穴特性，还被用于解析经典针灸理论。